ナンシー・ブッチャー〈著〉
田村圭一〈訳〉

だれも知らない不思議な病気

世界59の症例が示す医療の謎

太陽出版

THE STRANGE CASE OF THE WALKING CORPSE

by Nancy Butcher

This edition published by arrangement with Avery,
a member of Penguin Group (USA) Inc.
through Tuttle-Mori Agency, Inc., Tokyo

謝辞

ローラ・シェパードとケン・シマンをはじめ、私のアイデアを一冊の本にするのに協力してくれたすべての人に感謝します。編集を担当してくれたクリステン・ジェニングズには、とくに感謝したいと思います。彼女は忍耐強く、勤勉に仕事をこなし、すばらしい編集を成し遂げてくれました。そして、いつものようにイェンス・デイヴィド・オリーンの変わらぬ愛と支えに感謝します。彼は、私が執筆を続けながら、正気を保っていられるようにしてくれるのです（「正気」といっても、もちろん、相対的な意味でいっているのですが）。

はじめに——奇妙で病的なものの魅力

病気と死に対するすべての関心は、生への関心が別の仕方で表現されたものである。
トマス・マン

■消毒薬のにおい

私が医療に魅力を感じはじめたのは、東京で過ごした子どもの頃のことです。そこでは、医師だった祖父のサカタ・ヒロシが、堀をめぐらした小さな個人病院を営んでいました。私は病院の研究室の中で、試験管に目を凝らしたり、外科手術の器具を眺めたりしながら、何時間もあれこれと見て回り、空気中に漂っているホルムアルデヒドやほかのいろんな化学物質のにおいを嗅いだりして過ごしていました。

今思うと、まったく子どもらしくない、倒錯的な楽しみでした。普通、少女を夢中にさせるものがこんなものではないということくらい、私にもわかっていました。でも、バービー人形やロック・バンド、ジョニー・サコウのうわさ話以上に、私にとっては、ペトリ皿と薬液に浸された臓器の標本のほうが、ずっとずっと魅力的だったというのが、まぎれもない事実だったのです。

高校では生物の成績がよかったので、祖父と同じ道を歩むことを考えました。しかし、それも医学校では死体——死んだ人間の体——にメスを入れなければならなくなるということに気づくまでの話です。私は生物の授業で、カエルの解剖にやっとのことで耐え抜きました。初めにカエルたちに名前をつけ、それからカエルの小さな緑色の脚にメスを切り込みながら、いつもしくしくと泣いていました。それで、私は医療の道に進むことをあきらめました。死体と関わらなくてもいい、怖くない仕事を選ぶことに決めたのです。

だからといって、医療への関心が私から完全になくなったわけではありませんでした。年齢を重ねるにつれ、私の関心がたとえば、解剖や病気の診断、最新の抗生物質のようなごく普通のテーマにはないということがわかりました（それでも、ある年のクリスマスには、内科医のための標準的な診断手引書『メルク・マニュアル』がほしいと言ったこともあります）。私は好奇心にあふれている数多くの物見高い人たちと同じく、医療の世界のもっと奇妙でさらに病的な側面に魅了されていったのです。

■医療の不思議な側面

人類の歴史が始まって以来、人間は奇妙で、不可解で、ときにはまったくもっておぞましい症状の病気に苦しんできました。その病気というのが、ヒトから出てきた今までで最長のサナダムシ（参考になるウェブサイトがたくさんあって、どれで調べるかで違ってきますが、その長さは37フィート＜約11メートル＞から108フィート＜約33メートル＞までのどこかの長さになります）であるとしても、あるいは、象皮病（リンパ節の閉塞が原因で、陰嚢やその他の身体部分がひどく大きくなる病気）であるとしても、あるいは、性交中に吐き気が抑えられなくなる症状であるとしても、そういった病状が「アスピリンを2錠服用して、午前中に来院してください」と言ってすまされるものではないことは、はっきりしています。しかも、病気が奇妙なものであればあるほど、その病気に苦しめられていない人たちの興味や関心はますます大きくなっていくものです。

あなた自身、事故で壊れたぞっとするような自動車の残骸を目にすると、スピードを落として、じっくりと観察してしまう人間のひとりであることをどうか認めてください。自動車の鉄がねじ曲がって、煙のにおいが漂い、緊急車両があわてて列をなしている。そんな光景に、密かに不吉なスリルを感じているのです。また、「あの人は本当にひどい状態だ」と考え、だけど「私のほうは大丈夫だ」と思ってしまうのです。あるいは、単なる好奇心から、死とはどのようなものなのか、手足がバラバラに切断されるということはどんなことなのかと考えながら、その事故現場をただ眺めているだけかもしれません。

こんなふうに言っているからといって、あなたを「冷酷な倒錯者だ」「思いやりのない狂人だ」と非難しているわけではありません（もっとも、私自身はそんなふうに非難されたことがありましたが……）。ぞっとするような倒錯的なものをじっくりと眺めたい、ずっとずっと眺めていたいと思うのは、人間の性（さが）なのです。死そのものや、死へとつながる一歩一歩すべてに関心をいだくのも、人間の性なのです。

あなたは、テレビドラマ「ER緊急救命室」の心臓切開手術の場面が大好きでしょう？　葬儀屋が主人公のドラマ「Six Feet Under」に登場する、できたてほやほやの死体にわけもなく感動せずにはいられないでしょう？　パトリシア・コーンウェルのミステリー小説で、検視の場面が逐一、詳細に描写されるのを存分に味わうと思わず、自分は情報工学なんかではなくて、犯罪病理学を専攻すべきだったんじゃないかと考えたりしているでしょう？　また、映画「羊たちの沈黙」でハンニバル・レクターが人間の顔を損壊している間、呆然としてじっとそのシーンを見つめていたでしょう？

ほら、あなたも私たちと同じ仲間なのです。

奇妙で病的なものの魅力は、強烈です。私たちがそういったものに魅了されるのは、ほんの一瞬だけ「死」を直視でき、その後すぐに「死」から目をそむけられるからです。それは、生きているということを今よりももっと強く実感するやり方です。また、ほんの束の間だけ、ひとりよがりで単調な自分の「生」から、逃避する方法でもあるのです――結局はそのあとでまた、もとの単調な生へと戻って行くのですが。

■どんな名称で呼ぶとしても、医療は医療

治療法のほうが病気よりも奇怪だということが、しばしばあります。めずらしい病気の場合とは違って、一般的な病気の治療に関しては、誰だって関わりを持つことができます。治療が功を奏する場合とは、私たちの病気を治すために、ひたむきに取り組んでくれる有能な医師の技術、ほとんど副作用を及ぼすことなく、症状をやわらげてくれる投薬、麻痺している部分を以前の状態に戻し、また損傷している四肢を癒したり、他にも多くの奇跡的な作用をもたらす新しい科学技術から成り立つものです。しかし、最悪の場合、医療は陳腐でなおかつ、悲劇的な仕方で私たちを失望させることになります。何年もの間、通常の医療に失望させられてきた人びとや、医師の診察を受けられず、医療を利用することができなかった人びとは、成功の見込みがなく、出所の怪しい治療法でもそれを求めてきました。ヘビの毒を注射したり、尿を浣腸したり、生の肉を局所に塗布したりするというのは、病弱な人びとが用いてきた非伝統的な

治療法のうちの、ほんの数例にすぎません。そして、こういった治療法は悲惨な結果を招くこともありました。

しかし、もともと庶民の伝統と知識から出てきた民間療法は、何百年にもわたって、私たちの周りで続いてきたものです。医学校が設立され、アメリカ医学会（AMA）ができ、健康維持機構（HMO）が結成される前に、人びとは病気を治す治療法の拠りどころとして、地域に伝えられている知恵と部族の知識と宗教的な伝統のすべてに、あるいは、そのどれかに頼ってきました。いずれにしても、そう遠くない過去に、産科医に診断の予約をしたり、鎮痛薬アドヴィルを1瓶買うために、ライト・エイド（訳注1＝アメリカにある薬局チェーン店）に向かったりするなどということが考えられなかった時代があったのです。

今でも、民間療法とそれに密接に関連する代替医療とは、アメリカ合衆国やその他の国で盛んに利用されています。それには多くの理由があげられます。患者の中には、従来の医療に満足していないという人たちが少なからずいて、彼らの不満は、医療と薬の副作用であったり、「もっともよくわかっているのは医師だけだ」という押しつけがましい考えなどにあります。また、希望する治療や安心感が得られずに、代替物として民間療法に目を向ける患者もいます。ある種の民間療法のほうが、従来の型どおりの医療よりすぐれていると信じている患者もいるのです。さらに、「治療の手立てがない」といった慢性的な病気、どんどん衰弱していく病気、末期の症状を患っている患者などは、治ることを期待して、しばしば、過激な治療法に目を向けることがあります。

時代が進むにつれて、民間療法・代替医療と通常医療との境界線がだんだんとぼやけてきています。かつて「魔術の分野」と考えられたような治療法が、主流の医師たちによって受け入れられるようになっています。たとえば、ヤナギの葉と樹皮は古代ローマの時代から、しばしば煎じ薬として痛みをやわらげ、熱を下げるために使われてきました。しかし今では、ヤナギの木とアスピリンに共通の成分があるということをみんな知っています。

従来からの型どおりの医療を実践する人びとと民間療法や代替医療を実践する人びととの間には敵対関係があります(「お前たちは変人の集まりだ」VS「お前たちが気にかけているものは、製薬会社の販売員からもらえる景品のことだけだ」といった具合に)。しかし、両者の共存は可能です。考え方の異なる学派から出てきたさまざまな医療者は、互いの成功と失敗から学ぶことができるのです。医学界において高く評価されている学術誌でも、鍼(はり)療法やその他の以前はもっぱら代替医療としてのみ考えられていた治療法の効果に、ますます多くの患者が注目するようになるにしたがって、そういった治療法に関する論文を掲載するようになってきています。

また、私たちはすばらしい新発見がまったくのその場しのぎから編み出されたり、完全な偶然によって生じることがあるということを知っています。たとえば、抗マラリア薬のキニーネが発見されたのはまったくの偶然からでした（広く受け入れられているある説明ではそういわれています）。レクシー・クロックは「Nova Online」の記事「Accidental Discoveries」で以下のように書いています。

抗マラリア薬キニーネの発見が偶然であるということの背後にある物語は、事実だというよりは、むしろ伝説だといえるかもしれません。それでも、書き留めるに価する物語なのです。もっとも広く受け入れられている説明では、キニーネを医療に用いることができるのを最初に発見したのは、南アメリカのあるインディオだということになっています。その伝説によると、アンデス高地のジャングルでマラリア熱を患っていたそのインディオが、うっかりして、キニーネを摂取してしまいました。彼は、のどの渇きを必死になって癒そうと、小さな水たまりから苦味のする水を思う存分飲んだのでした。近くには1種類に限らず、何種類ものキナの木が茂っていました。キナの木はコロンビアからボリヴィアにかけて、5千フィート以上の湿気の多い斜面に生育するのです。キナの木の樹皮は現地の人びとに、〝キナ・キナ〟として知られていたもので、有毒であると考えられていました。しかし、水を飲んだこの男性は、奇跡的に熱が下がり、薬効のある木の情報を部族に持ち帰ったのです。それから男性の部族では、キナの樹皮をマラリアの治療に使いはじめました。公式の記録では、マラリアに対処するため、最初にキニーネが使用されたのは、1630年、ペルーのリマにあるイエズス会の宣教師たちのコミュニティにおいてであるということになっています。なので、歴史家たちはインディオの部族が宣教師たちにキナの樹皮からキニーネという化学物質を抽出する方法を教えたのだと推測しています。

今日、キニーネをもとにした薬は、マラリア原虫の成長と繁殖を抑えるために、依然として、使用されています。

■医療の過去・現在・未来

歴史は医療に関する興味深い話でいっぱいです。奇妙な治療法の話もありますし、大胆不敵でありながら愚かな医師の話、吐き気をもよおすような病気の話、その他にもまだまだたくさんあります。

医療界に起こる、奇妙で、不可解で、何にもまして私たちの興味や関心をそそるものが、全部過去の話だと思えない人は、さあ、さまざまなエピソードを聞く準備をしてください！　民間療法をも含む現代の医療には、不思議な病気の話がたくさんあります。おかしな治療法の話だって、たくさんあるのです。病院の手術室と病棟は「処置がまずかった」事例と、不幸な事故の話であふれ返っています。

さらに、未来の医療はもっともっと私たちを魅了するものになっていくでしょう。私がこの本で書いているように、優秀な科学者たちは四肢と臓器の再生、１５０歳までの長命、ヒト・クローンの作成を可能にする技術を生み出すのに忙しい毎日を送っています。

本書の執筆に際して、私は古代ギリシャの医師、ヒポクラテスの時代から現代までのめずらしい医療の逸話、事実、そして治療法をかき集めました。私の調査は、医療に関する学術誌、著作、雑誌、新聞など、さまざまなところに及びました。もともとの情報ソースを引用するほうが適切である場合は、そのまま引用しています。匿名性が重要である場合は、プライバシーを保護するために、登場人物の名前やその他細部に関して、変更を加えてあります。

ウェブはとくに豊かな情報ソースです。人口が増え、高齢化していくにともなって、何千とはいわないまでも、何百もの医療と健康とを専門とするウェブサイトが出てきています。その中には、医療情報ソースとしてかなり慣例的・標準的で信頼できるものもありますが、控え目にいっても、情報を「乱暴に投げ出している」だけのものもあります。そこには、病気と症状の露骨で主観的な描写、実験的な治療法の無謀な試み、動物の一部分や排泄物、有毒の植物、魔術、さらにはそれ以上のものを使用している、本当におかしな治療法の提案が並んでいたりします。これらは、あくまで大部分が正確であることを目的にしているというよりは、サイトの閲覧者にとって娯楽となる内容の提供を目的とするものです。

それでは最後に、注意してもらいたい点をいくつか並べておきます。

●あなたが本書で言及している病気を患っていたり、あるいは、同じく本書で言及している処置・治療を受けたことがあるという場合は、どうか気を悪くなさらないでください。この本の意図は、他人の病気の苦しみを軽視することではありません。本書は一般の読者にあまり知られていない、医療のさまざまな領域に光を当てることを意図したものです。私は死と病気の恐ろしい、ひとを震えあがらせる力に対して、大いに畏敬の念を持っています。死と病気の持っている恐ろしい力こそ、私が本書を執筆した理由のひとつなのですから。本書は手なずけられないものを手なずけようとする、私のほんのちょっとした試みなのです。

●あなたが特別に胃が強いというのでなければ、おそらく、せっかくの食事の前や食事中、あるいは食事のあとに、本書を読みたいと思うことはないでしょう。また、あなたが悪夢を見がちなら、就寝前はこの本を読むことを避けたほうがよいでしょう。

●93～96ページに出てくる一般的な家庭医療の一覧以外は、**どのような治療も絶対に家庭では試さないでください**。出版社も私も、あなたから「なぜ、関節炎がよくならないのか？」とか「廃鉱になったウラン鉱山に何時間も座ったあと、不思議な緑色の光が出るようになったのはどうしてなのか?」(ウラン鉱山でじっと座ることは危険であり、かつ有効性が立証されていない、関節炎の民間療法です)などという質問が書かれた手紙を受け取ることを望んではいません。

とはいうものの、私が資料を調べ、本書を執筆していたときと同じように、読者のみなさんがこの本に出てくる事実によって、医療に対する興味や関心をそそられることを期待します。

あなたの健康を願って!

著者

目次

第2章　めずらしい治療法……67

第4章 めずらしい精神の病気……136

第5章 性に関する病気……167

訳者あとがき

第1章 めずらしい病気

おお、バラよ、おまえは病んでいる！——ウィリアム・ブレイク

病気というと、私たちは心臓病、脳卒中、糖尿病、高血圧のような——ほかにもたくさんありますが——よくある病気を思い浮かべます。こういった病気が恐ろしい、生命を脅かすものでもあるということは、言うまでもありません。でも、それ以外にも、多くの人びとが聞いたこともないような、ほとんど何も知られていない病気が存在するのです。そういう病気にはぞっとするものもありますし、それほどではないものもあります。生命の脅威になるものもありますし、そこまででもないものもあります。第1章では、世間にあまり知られていない病気のうち、ひどく奇妙で気味の悪い、ときに命にかかわることもあるものをいくつか読者のみなさんに紹介します。ここで紹介する病気の中には、読者のみなさんが気分を悪くし、怖くなって

しまうものもあるでしょう。すぐには信じられず、ウイルスやバクテリア、ほかにもやっかいな病原体が人間の身体にどんな影響を与え得るのかということについて、想像をたくましくするように求められることもあるでしょう。

私がここで紹介するめずらしい病気を選んだのには、いくつかの理由があります。めずらしい病気といっても、本当に何千もあるのですから。歴史的に見て、興味深い面を持っている病気。本当に恐ろしい病気。場合によってはばかばかしくもある過激な治療法を促してきた病気。私はこういった病気を選びました。また、著者として、正直に言っておかなければなりませんが、病気の症状ではなくて、むしろ、その名前、病名のゆえに目を引かれた病気もありました。病気には、大笑いしたくなるような名前などないというわけではないのです。また、歴史上の文献の中に記録されている不思議な病状や解剖学的な形態の異常（奇形）も取り入れてみました。いずれにしても、何らかの「造化の戯れ」がなかったならば、医学的な異常に関する書物は決して完成し得ないはずです。

読者のみなさんは第1章を読み終えると、ちゃんと働いている臓器、ゆで上がらない皮膚、ほかにも健康の基礎となるものが、誰にでも備わっている当たり前のものだとは二度と考えなくなることでしょう。

歴史の中の病気

ＳＡＲＳがあり、炭疽（たんそ）病があり、天然痘の脅威もありました。エイズの危機は依然として続いています。私たち自身の今の生活環境より、もっと恐ろしい時代やおぞましい土地で生活することを想像するのは困難です。でも、歴史を通して見ると、不可解で治療不可能な病気と大規模な疫病の流行とがありました。それに比べると、21世紀はおだやかな時代に見えます。

そのような生物医学上の災難の中で際立っているのは、疫病です。また、らい病と狂犬病は疫病ほどの死者を出していないとしても、公衆衛生の歴史において、興味深く重要な病気です。

＋黒死病＋

バラの花輪をつくりましょう
ポケットには、お花がいっぱい
はっくしょん！　はっくしょん！
みんなで一緒にしゃがみましょう

ノーマン・Ｆ・カンター教授の著書『In the Wake of the Plague』（『黒死病——疫病の社会史』

久保儀明・楢崎靖人訳、青土社、２００２年）によると、よく知られているこの素敵な子ども向けの詩は、実際には、バラの花を歌ったものではなく、14世紀のヨーロッパにおける黒死病の流行を歌ったものだろうというのです。

歴史上、最大の生物医学的な危機とも考えられる黒死病によって、何千万もの人びとが死亡しました。町や村、都市全体が消えてなくなることもありましたし、黒死病によってもたらされた死と貧困、飢饉のせいで、経済と社会の仕組みは破壊されました。黒死病という疫病の実態と、治療法を探しもとめて熱狂する人びとの様子とが、当時のヨーロッパで書き残された文章や芸術作品、音楽にはっきりと表わされています。カンター教授の見るところでは、前出の詩が何とか黒死病を追い払おうとする人びとの必死の努力を反映したものだということは、民間伝承が示唆しているのだそうです。人びとの努力の中には、花を使う民間療法の探求も含まれます。しかし、黒死病と戦うために用いられた民間療法はすべてむだに終わりました。黒死病に襲われた人びとが結局は死を迎え、灰になるという結末は避けられなかったのです。

黒死病はエルシニア・ペスティス、すなわち、ペスト菌を原因とする感染性の熱病です。ペスト菌を運ぶのはネズミノミであり、ネズミノミは一般的にネズミなどの齧歯類（げっしるい）に寄生します。感染した齧歯類がヒトにペスト菌を感染させると、それからあとは、ヒト・ヒト感染の事例が出てきます（ただし、すべての事例でヒトからヒトへの感染が可能であるというわけではありません)。

ヒトの場合、ペスト菌への感染は、腺ペスト、肺ペスト、ペスト敗血症の3種類の疫病として現われます。腺ペストの場合、横根（よこね）・横痃（おうげん）として知られるように、鼠径部（そけいぶ）のリンパ節が腫れ上がって、痛みを伴います。その他の症状としては、吐き気、不眠、高熱、悪寒、便秘があります。ネズミノミが直接の感染源であり、ヒト同士で腺ペストに感染するということはありません。肺ペストの場合は、肺が侵され、激しく咳き込み、息切れの症状が出ます。高熱と悪寒の症状もあります。ペスト敗血症の場合、血液がペスト菌で侵されるので、患者は腺ペストや肺ペストが始まる前に、死亡します。発病から24時間以内に死亡することもあります。「腺ペスト」という病名は、「肺ペスト」や「ペスト敗血症」と比べ、不吉で恐ろしく聞こえるかもしれません。しかし、腺ペストはほかの2つと比べると、通常、症状の深刻さの程度は劣ります。ヨーロッパでの黒死病の流行に際し、人びとに広まったのは、とくに腺ペストと肺ペストでした。

黒死病の流行した中世の当時、その原因はまったく知られていませんでした。したがって、黒死病に襲われた地域では、パニックとヒステリーが生じました。黒死病による大規模な破壊の結果、希望を失った中世の共同体の多くは、黒死病のような病気が出てきたのは、人間の罪に対する神の処罰であると信じるようになりました。

当時の専門家たちも一般の人びとと変わりませんでした。彼らの多くが、惑星の並び方が好ましくないせいで、黒死病が生じたのだと考えていました。カンター教授によると、パリ大学のある教授グループは黒死病の原因を調べるように求められ、その委員会では不運にも、土星が木星のハウスに入っていることが原因だという結論を出しました。

中世史家、E・L・ノックス教授のウェブ・サイトによると、黒死病の予防と治療に関するアイデアは次から次へと現われ、不足するということがありませんでした。ニワトリやアヒルなどの家禽、水鳥、ブタ、ウシ、魚の肉は食べてはいけないとされました。オリーヴ油で調理した食べ物は命取りになるとされ、雨水を調理に使用することもよくないとされました。日中の睡眠は勧められないということになり、同じく、入浴と過度の運動もやめておいたほうがよいと言われました。

すでに触れたように、黒死病の原因は神に求められたこともあったし、占星術との関係で黒死病が理解されたこともあったのですが、それだけでは話は終わりません。もっと身近なところで、黒死病の原因が考えられたケースも数多くあるのです。専門家の中には、黒死病が空気感染する病気であると考えた者もいました。死亡者や瀕死の病人から発するひどいにおいのせいだというのです。人びとはその命取りになりかねないにおいから身を守るために、アロマテラピー（芳香療法）を用いました。もちろん、アロマテラピーといっても、初期形態のものですから、香りのよいハーブや花などを混ぜて燃やしたにすぎません。レモンの葉やローズマリー、月桂樹、松などを使ったのです。ハンカチを香油に浸し、外出前にそれで顔を覆っておくということもよく行われました。また、頻繁(ひんぱん)に入浴すると、毛穴が開き、空気感染して黒死病にかかると怖れられていました。

カンター教授の著書（"In the Wake of the Plague"）によると、黒死病を締め出しておくために、住宅の窓は開けられることがなく、厚い布で覆われていたそうです（今日、私たちの使っているダクト・テープ＜訳注2＝配管工事などで使う、粘着力・強度のあるテープ。アメリカではほとんどの一般家庭にある＞とそっくりです！）。しかし、多くの人びとは窓を覆う布も、ありふれたものでは満足できませんでした。黒死病が住居に入ってくるのを阻止するために、ベルギーや北フランスの高級なタペストリー業者に注文を出す人びとが数多くいたのです。タペストリーの目的は、所詮、病気の侵入を防ぐということですから、それを考えると憂うつになります。しかし、もともとの目的を覆い隠すかのように、金持ち連中はよく知られたロマンスの場面が精巧に織り込まれている大きなタペストリーを注文したのでした。

人びとはこの恐ろしい病気の治療法を必死になって探しもとめていたので、どんなことでも試してみようとしました。実際に用いられたちょっと変わった治療法は際限なくあります。ノックス教授によると、大きな音は黒死病を防ぐと信じられており、町には教会の鐘が鳴り響いていたそうです。

黒死病の治療にはさまざまな薬草が用いられました。もっともよく使われたのがカラシとニンニクで、アンゼリカも用いられました。当時の言い伝えでは、黒死病で苦しむ農民の夢に天使が出てきて、糖蜜とナツメグで煮たアンゼリカを使う治療法を教えてくれたというのです。地元の賢女や薬屋は黒死病に効果があると謳って、いろんな治療薬やお守り、魔よけ、まじないなどを提供しました。しかし、どれも効果がありませんでした。

黒死病は治療できなかったとしても、中世に始まって、今でも依然として使われている処置もあります。メギの樹皮は当時、黒死病の予防と治療のためということで、ウイキョウの実と一緒に、煎じ薬にして摂取されていました。メギの樹皮は現在まで、代替医療に関心を持つ医師たちによって、防腐剤・消毒剤、鎮痛剤、便秘薬・下剤として使われています。また、宝石療法では、癒しの効果があると考えられたトパーズの石を水に浸けておくということが行われました。水がトパーズの治療効果を受け取ると考えられたからです。宝石療法は身体と精神の治療のため、今日でも依然として、広く実践されています。

中世の当時でも、とくに、はっきりとした治療法がわかっていない黒死病のような病気に対しては、物事を前向きに考える「プラス思考」に治療効果があると信じている人びとがいました。当時のある著作家は、死ぬことを考えてはならないと助言しています。何か考えるときは、すべて楽しく、快いテーマでなければならないとされ、芳しい庭を散歩したり、美しい音楽を聞いたりすることも推奨されました。

１６６4年と１６６5年にも、黒死病は再び苦難と混乱をもたらしました。この時の災厄は、ロンドンに降りかかりました。そして、多くの人びとが命を落としたのです。パニックに襲われた人びとは競ってロンドンから逃げ出そうとしました。ロンドンの街中では火事が何件も発生し、黒死病の犠牲者たちは病気が広がるのを防ぐために、住宅に閉じ込められました。ネコとイヌは殺されました。病気を媒介するものと考えられたからに違いありません。

このいわゆる、ロンドン大疫病を生き延びたトマス・ヴィンセントは、『God's Terrible Voice in the City』（１６６6年?）で、黒死病の流行とそれが人びとの精神に及ぼした結果について書き記しています。ヴィンセントは著書においてこの時の様子を次のように描写しました。

今やロンドンの市民たちは、自分自身が感染地区から出てきたところである場合は別としても、会話や取引の相手が誰かということをひどく心配するようになっています。バラなどの美しい花々も庭で立ち枯れ、市場でも見向きもされません。甘い香りを通じて、病気が伝染するかもしれないので、よっぽど強く惹きつけられるという話でもないかぎり、人びとはあえて花の香りをかごうとなどしないのです。誰もがヘンルーダとニガヨモギを手にしており、口の中にはミルラ（没薬）とシュドリア（カジュツ）が入っています。すなわち、何らかの解毒剤なしで、朝から動き回っている人など、ほとんどいないのです。黒死病の患者が出た多くの住居は閉鎖され、住民が外出して感染を広めないように、住民も閉じ込められています。感染者を出した家屋の入口には、赤十字の標識が見え、大きな文字で「主よ、われらを憐れみたまえ」と書かれている、それを見張りが斧槍を持ちドアの前に立って監視している、そんな光景はまさに惨憺（さんたん）たるものでした。そういった隔離された地区に差しかかると、人びとは用心し、不安な表情を見せていました。あたかも待ち伏せしていた敵に顔をしかめていたかのように。

ロンドン大疫病の結果、7万人が死亡しました。当時のロンドンの人口のおよそ15パーセントにあたります。ロンドンの黒死病から２００年後、１８９４年に中国の広東省と香港で再びこの疫病が発生しました。その後、20年間に世界中で1千万人が死亡しました。

黒死病は中世のヨーロッパで終わりとはなりませんでした。そしてまた、中世のヨーロッパで初めて出てきた病気でもないのです。紀元前を何百年もさかのぼると、黒死病と見られる疫病の記録が聖書などに出てきます。ビザンティン皇帝、ユスティニアヌス1世の治世下では、西暦５４０年前後に、地中海沿岸の土地を恐ろしい疫病が襲いました。フレデリック・F・カートライト博士の『Disease and History』（『歴史を変えた病』、倉俣トーマス旭・小林武夫訳、法政大学出版局、1996年）にはこう書かれています。

ユスティニアヌス1世時代の疫病は、今までに世界を襲った疫病の中で、もっとも恐ろしいものでした。私たちがその疫病について、ある程度のことがわかるのは、プロコピウスの記録があるからです。プロコピウスはユスティニアヌス1世の治世の記録を残しました。疫病は540年に下エジプトのペルシウムで始まり、エジプトからアレキサンドリアへ、さらに、パレスティナへと広がりました。パレスティナがほかの土地へと病気が広がっていくときの震源地となったように思えます。疫病がビザンティウムに到達したのは、542年の春でした。死亡率は当初、それほど高くはありませんでしたが、その後、急速に高まりはじめ、毎日およそ1万人が死亡するまでになりました。死者数が膨大だったので、墓を掘るのが間に合いません。要塞のやぐらの屋根を外し、墓代わりに、やぐらを死体で一杯にしてから、屋根を戻すということまで行われました。船に死体を積み、海に漕ぎ出して、その船ごと遺棄するということもありました。

今日、私たちの多くにとって幸いなことに、疫病は先進国ではめったに発生しません。しかし依然として、ある限られた範囲で黒死病が発生することがあります。そこはたいてい不衛生で、ネズミがはびこっているような条件を持つ場所です。

＋らい病の実際＋

「ハンセン病」は1970年代から、らい病の公的な名称になっています。100年前にらい病を詳細に研究していたG・H・アルマウェル・ハンセンの功績が遅ればせながら認められ、「ハンセン病」となりました。ハンセン病の原因はらい菌であり、らい菌への慢性的な感染が皮膚と神経線維にダメージを与え、顔貌（がんぼう）が損なわれます。一般的な症状としては、顔の皮膚の肥厚化と四肢の深刻なゆがみです。眉は抜け落ちることがあり、深刻なケースでは、鼻なども崩れてしまうことがあります。

感染ルートとしては、飛沫感染と皮膚の接触とが考えられます。しかし、ハンセン病は長期間にわたる親密な接触がない場合、ヒトからヒトへと簡単に伝染するものではありません。抗生物質で症状を改善できますが、患者をもとの状態に戻すことや、病気自体を完治することはできません。

長い間、らい病はある種の呪い・たたりの結果であると信じられてきました。ほかにも、接触感染が恐ろしいという理由もあって、患者は社会から排斥され、隔離施設に収容されました。

らい病患者の隔離施設の歴史は長く、悲劇的なものであり、私たちにとって汚点となっています。患者は家族から引き離され、隔離施設に収容されたのです。隔離施設は、アメリカ合衆国ではハワイのモロカイの小島にありますし、インドやフィリピンにもあります。ほかの国々にも依然として隔離施設が存在します。２００１年、家族から引き離され、何十年間も隔離施設で監禁されてきた、何千人ものハンセン病患者たちが日本政府を訴えました。訴訟で主張されたことは、これが国家による組織的な差別であり、患者の待遇が残忍であるということでした。患者は不妊手術や妊娠中絶を強制されていたのです。

アーサー・C・ギブソン教授はカリフォルニア大学ロサンゼルス校で「経済植物学」に関する数多くの科目を指導してきた学者であり、病気への植物学的なアプローチに関して、詳細な著作があります。教授のウェブ・サイトによると、らい病が最初に発生したのは、おそらく、2千年以上前、ナイル峡谷だと推測されるとのことです。ヨーロッパにおける西暦１０００年から１２００年までのらい病流行の原因は、十字軍の遠征から戻ってきた兵士たちであると考えられます。イギリスは６２５年から１７９８年まで、何度からい病に襲われ、国内に３２６カ所ものらい病院やらい病患者の隔離施設が存在したこともあります。

ギブソン教授によると、20世紀の半ばまで、らい病の唯一の治療は大風子油（だいふうしゆ）でした。大風子油とはイイギリ科の木（「大風子」とはその総称です）の種子から抽出される油で、らい病の治療法として最初に注目されたのは2千年も前になります。『ヴェーダ』として知られるヒンドゥー教の経典でそのことが言及されているのです。1920年代には、ジョゼフ・ロックという名の植物学者が大風子油の採れる樹木を探す目的で、東アジアのジャングルに向かいました。ロックが目的の樹木を見つけたのは、ビルマ（現ミャンマー連邦共和国）でした。彼はビルマにとどまって、植物の試料を集め続けました。しかし、ギブソン教授の説明では、ロックは最後には中国共産党によって追い払われたそうです。それからロックの収集した種子は、ハワイなどへと送られました。

大風子油は内服薬としても、外用薬としても使用され、実際、あまり進行していないらい病の症状に効果がありました。また、さらに進行した症状の場合でもその進行を抑えることができました。大風子油が採れる樹木は今でも多くのらい病院の敷地で見ることができます。それを見ると、大風子油がらい病の治療に使われていた過去が思い出されます。1940年代に、ダプソンという経口薬が開発され、何千人ものらい病患者に投与されました。今日では、数多くの効果的な医薬品があり、古くからの病であるらい病の治療に用いられています。

＋麻痺性狂犬病と狂騒性狂犬病＋

疾病管理予防センター（CDC）の報告によると、29歳の服役囚に突然、不可解な症状が現われたのは、1988年12月のことでした。

服役囚はヴァージニア州で何人かと一緒に道路掃除をしていたところ、背中に痛みを感じはじめ、病気の前兆の不快感を覚えたのです。翌日、腹部のけいれんと吐き気、筋肉の痛みを訴えて、彼は刑務所の医師の診察を受けました。医師はアセトアミノフェンを処方しましたが、その後、2、3日で、症状はますます深刻になりました。右腕の痛みと震えが始まり、歩くのが困難になりました。病院に運ばれたときには、熱が39度から40度にも達していました。

病院で、彼は興奮状態となり、幻覚症状も出てきました。唾液の過剰な分泌（口が泡立っていました）と持続勃起症（ペニスが勃起している状態が長時間にわたって続く症状）が見られ、体温と血圧は激しく変動しました。医師は道路掃除の仕事で除草剤の中毒になったのではないかと疑い、検査しましたが、検査結果は陰性でした。それから数週間後に、服役囚は死亡しました。

ＣＤＣの別の報告でも、同じように不可解な症例が記述されています。2年後の1990年、カナダのケベック州でのことです。9歳の少年は朝、目が覚めると、熱と左腕の痛みとがありました。痛みは引かず、その後、5日間のうちに不眠と左腕の震えとが出てきました。

少年は病院に運び込まれました。しかし、医師も何が原因でこういう症状が出ているのか、まったくわかりません。入院してから次の日までに、少年の状態はさらに悪化しました。震えは両腕に広がり、幻覚症状や水を怖がる症状なども出はじめました。震えが広がっていくに連れて、少年の状態は悪化し続け、ついには唾液の過剰な分泌まで始まったのです。ひどい興奮状態と不安感もあり、また、「息苦しい」との訴えもありました。そして、この少年は1週間後に死亡してしまいました。

CDCは少年の場合も服役囚の場合も狂犬病の犠牲になったと見ています。狂犬病は主として動物の世界での病気ですが、動物に咬まれたり、感染している動物の唾液が私たちの傷口や口、眼などに触れたりすると、ヒトへの感染もありえます。アメリカ合衆国では、狂犬病の感染でヒトが死亡に至るようなケースはそれほど多くありません。しかし、世界中を見回すと、年間で4万の人が狂犬病の感染で死亡していると推定されています。

アメリカ合衆国でのヒトへの狂犬病感染事例は、大半がコウモリに咬まれることによるものです（先ほどの少年の事例もコウモリに咬まれたのではないかと考えられています）。ほかにも、狂犬病を伝染させ得る動物としては、イヌ、ネコ、アライグマ、スカンク、コヨーテ、キツネ、ボブキャットがいます。ペットの動物はワクチンが広まっているおかげで、狂犬病にかかることはありません。また、狂犬病がヒトからヒトへと感染したという記録はありません。

狂犬病は死に至る恐ろしい病です。とくに恐ろしいのは、狂犬病の症状が現われると治療法がないので、残念ながら、死を避けられないということです。自分が、狂犬病に感染している可能性のあるコウモリなどの動物に咬まれたかもしれないと思う人は、症状が現われる前に、すぐに医師に診察してもらわなければなりません。警告となる症状としては、まず、インフルエンザのような症状が現われ、次に、のどと顔の筋肉、四肢の麻痺、幻覚症状が出ます。さらに恐水症になり、水が飲めなくなるので、極度ののどの渇きが起こります。狂犬病のウイルスは感染者を「狂ったように騒ぎ立てる」状態にすると言われています。すなわち、ウイルスが攻撃対象となる新しい神経細胞に飢えているので、感染者を駆り立てては、次の犠牲者を見つけ、咬みつくなどの攻撃を加えることで、仲間を増やしていくのです。イヌが感染し得る狂犬病には、「狂騒性」狂犬病と「麻痺性」狂犬病の2つの形態があります。後者の麻痺性狂犬病の場合、感染したイヌは麻痺のせいで、比較的、静かな状態になります。野生動物も狂騒性狂犬病に感染することがありますが、最初に出てくる症状は異なります。典型的な症状のひとつは、通常と異なる、めずらしい行動です。たとえば、コウモリやアライグマのような夜行性の動物が、日中に活動するようになります。しかし、狂犬病への感染を最終的に判定できる唯一の方法は、感染が疑われる動物を殺し、脳を調べることだけです。

中世では、オオカミが狂犬病ウイルスの媒体として一般的でした。当時の文献の多くに、人間への襲撃などの「不可解なオオカミの行動」が記録されていますが、それが狂犬病のせいかもしれないと考える専門家もいます。狂犬病を原因とするオオカミの謎の行動は、オオカミ人間の伝説のもとになっているのかもしれません（オオカミ人間については、後述します）。現在、北米とヨーロッパのオオカミが狂犬病になることはまれです。

あまり知られていませんが、非常に啓発的な情報源として、イリノイ州猛禽センターの狂犬病に関するパンフレットがあり、そこには歴史上の興味深い話が掲載されています。中世のヨーロッパでは、ワクチンが開発されるはるか以前ですから、狂犬病はひどく恐れられ、農民たちは猟師の守護聖人である聖ユベールに助けを求めました。イヌに咬まれて、狂犬病に感染しないように、聖ユベールに頼ったのです。多くの信者がベルギーのリエージュに巡礼し、聖ユベールに狂犬病に感染しないように祈りました。また、「聖ユベールの鍵」と呼ばれる鉄の棒、鉄の十字架も、狂犬病から身を守ってくれるものとして使われていました。人びとは「聖ユベールの鍵」を住居の壁にはめ込んでおいたり、持ち歩いたりしていたのです。狂犬病の動物に咬まれたとき、多くの農民たちが鍵を温め、傷口に当てるということをしていました。熱した鍵をすぐに傷口に当てがえば、傷は殺菌・消毒されて、ウイルスが死ぬのです。これはしばしば、聖ユベールの奇蹟として解釈されました。聖ユベールの持っている神聖な力を証明しているのだと理解されたのです。多くの人びとが19世紀に入っても、鍵の神秘の力への信仰を持ち続けました。

もうひとつ、狂犬病に効果があると考えられた治療薬は、イヌバラ（ローザ＝カニナ）の根でした。実際、野生のバラの一種がまさに「イヌバラ」と名づけられたのは、当時、イヌに感染が広がっていた狂犬病を治療することができると考えられたからなのです。

19世紀の科学者で、低温殺菌の方法を開発したルイ・パスツールは、狂犬病ワクチンの開発者でもありました。実際、パスツールはワクチンの開発に没頭するあまり、検査・培養用に、狂犬病に感染しているイヌの唾液の標本を採取しようとして、しばしば、危うく咬みつかれそうになっていました。

私たちをぞっとさせる症状の病気

病気と死の話が耳に心地よいものであるはずがありません。しかし、以下において読者のみなさんに見てもらう4種類の病状――命にかかわるものもあるし、命にかかわらないものもあります――は、どれも恐ろしくて、めずらしい症状があるという良からぬ特徴を共有しています。読者のみなさんは途中で放り出さずに、どうか読み続けてみてください。

┼あまりに感染力が強くて、取り扱い不可能なウイルス┼

マイケル・B・A・オールドストーン教授は著書『Viruses, Plagues, and History』（『ウィルスの脅威——人類の長い戦い』二宮陸雄訳、岩波書店、1999年）において、「ニューズウィーク」誌1995年5月22日号で最初に報告された不可解で恐ろしい一連の事件を伝えています。

1995年4月、36歳の実験（研究）助手がキクウィットの病院にやって来ました。キクウィットは当時のザイール、現在のコンゴ民主共和国の南部、人口50万人ほどの都市です。その助手は下痢と熱があると言いました。医師は、はじめ赤痢だと考えました。赤痢は当時、キクウィットでありふれた病気だったのです。しかし、患者が耳、口、肛門など、身体のあらゆる開口部から出血しはじめると、医師たちは目の前の患者が患っているのは赤痢よりはるかに深刻な病気だということを悟りました。医師たちが患者を救う努力をしたにもかかわらず、患者は4日と持ちこたえられずに、死亡しました。この不可解な病気のせいで、患者の内臓はすべて液化してしまっていました。

この哀れな患者のケアをした看護師と修道女も具合が悪くなりました。修道女は70マイル（約112キロ）離れた別の町に移送されましたが、そこで死亡するまで、ほかの修道女たちにも病気を広めてしまいました。話をキクウィットに戻すと、謎の病気は野火のように、病院中に広がりました。恐ろしくなった住民たちはキクウィットから逃げ出しました。しかし結果として、近隣の町や村に病気を広めただけでした。

世界保健機関（WHO）はこの医療上の緊急事態に対応するように要請を受けました。そして、ウイルス・ハンターのチームがキクウィットに派遣されました。彼らは、ゴムの防護服とハイテクの実験装備を携えてきています。しかし、チームの面々が到着するころまでに、すでにキクウィットは無人になっていました。キクウィットは見捨てられたのです。わずかに残っていたのは、病気に感染して、キクウィットを出ていこうにも出ていけない人たちでした。

あれこれしているうちに、軍隊が道路を封鎖し、もはや、誰もキクウィットから出ていけない状態になっていました。しかし、病気の拡大を食い止めるためのこうした努力にもかかわらず、恐ろしいことに、病気は首都キンシャサのほうに向かって広がりはじめていたのです（当時の国全体の人口4千5百万人のうち、4百万人がキンシャサの住民でした）。幸運にも、疫病は猛威をふるって、まったく抑え込むことができない状態になる前に、収まりました。しかし、病気が収まるまでに何百人もの命が奪われました。いや、人目につかない茂みの中で死んだ感染者の数は分からないのですから、犠牲者はおそらく、もっと多かったことでしょう。

この悲劇の原因となったウイルスは、「エボラ・ウイルス」と呼ばれるウイルスです。このウイルスの名前は近辺のエボラ川に由来します。エボラ・ウイルスのことは、まだはっきりとは解明されていません。1976年、ザイール北部において、エボラ・ウイルスにより、何百人もの死者が出ました。しかし、それ以来、エボラ・ウイルスは確認されていなかったのです。

エボラ出血熱はウイルス性出血熱という恐ろしい病気のひとつで、ほかにも、ハンタウイルス熱、マールブルク熱、ラッサ熱があります。これらの熱病は身体のあらゆる開口部からの出血が抑えられなくなり、ひどい下痢、嘔吐などの恐ろしい症状を伴うことで知られています。これらの病気の中では、エボラ出血熱と並んで、マールブルク熱が最悪です。「マールブルク・ウイルス」という名前は、1967年のドイツ、マールブルクでの病気の発生に由来します。当時、マールブルクにおいて、不可解な病気のせいで7人が死亡したのです。死亡者すべてに、アフリカミドリザルとの接触が確認されました。ウガンダからアフリカミドリザルが船で運ばれてきていたのです。

エボラ・ウイルスやマールブルク・ウイルスと比べると、ハンタウイルスの場合は、感染しても、穏やかな症状ですむこともありますし、ラッサ熱の場合、目立った症状が出ないこともあります。しかし、ラッサ熱の場合も、ハンタウイルス熱の場合も、重症化するケースがあります。オールドストーン教授はその例を生々しく描写しています。

オールドストーン教授が取り上げているラッサ・ウイルスに関する逸話は、1969年にさかのぼります。1970年代にある医療専門誌に掲載された報告書によると、ナイジェリアはラッサの小さな教会病院で働いていたミズ・ワインという看護師がいました。ある日、ミズ・ワインは背中とのどの痛みを訴えました。1週間後、医師は彼女ののどと口とに複数の小さな潰瘍があるのを発見し、その後彼女は、身体の開口部から出血しはじめました。ミズ・ワインは言語が乱れ、しだいに、強い眠気に襲われるようになりました。最終的に、彼女はナイジェリアはジョスのもっと大きな病院、ビンガム記念病院に移送されました。

ビンガム記念病院の常勤看護師、ミズ・ショーは患者のためにバラを摘もうとして、手の指に小さな切り傷ができました。彼女はその切り傷に気がつかないまま、入院したばかりのミズ・ワインを看護しました。ミズ・ショーはガーゼの包帯を使って、ミズ・ワインの口の中を消毒するのですが、その際、指でガーゼを押さえていたのです。ミズ・ショーはあとになって、自分の指に切り傷があったことに気づき、指を洗浄し、消毒薬を塗っておきました。

翌日、ミズ・ワインは死亡しました。8日後、ミズ・ショーに、のどの痛み、頭痛、背中と脚の痛みといった症状が出ました。ミズ・ショーの症状はどんどん悪くなっていきます。悪寒、高熱、嘔吐、発疹、身体のさまざまな部位からの血液の滲出（しんしゅつ）が見られました。そして、彼女は数日のうちに死亡しました。

3人目の看護師、ミズ・ピネオにも症状が出ました。ミズ・ピネオはミズ・ワインとミズ・ショーを看護していたのです。この時までに、地元の医師と保健所の職員は、何か不可解な疫病が現われつつあるのではないかと不安になっていました。それで、ミズ・ピネオは厳重な警戒のもと、大西洋を越えて、ニューヨーク市のコロンビア大学プレズビテリアン病院へと移送されました。

ミズ・ピネオは病気から回復しました。しかし、今度はカサルス医師に同様の症状が出ました。カサルス医師はイェール大学アルボウイルス研究所でミズ・ピネオの身体から採取した検体を調べていたのです。ミズ・ピネオの血液にウイルスへの抗体が含まれているのではないかとの推測に基づき、カサルス医師にミズ・ピネオの血液が注射されました。その処置は効果を発揮し、カサルス医師は助かりました。実際、カサルス医師はその後もラッサ熱ウイルスの研究を続けました。ラッサ熱ウイルスと名づけられたのも、カサルス医師の実験室でだったのです。

カサルス医師の実験室の近くで働いていたひとりの実験（研究）助手にラッサ熱の症状が現われたのは、不運にも、ニューヨークを離れていたときでした。彼は旅先の病院で死亡しました。カサルス医師に施された血液抗体の治療を受けられなかったのです。

その後、イェール大学でのラッサ熱ウイルスの研究は中止されました。関係者の多くがラッサ熱ウイルスは感染性が強く、致死的であるから、取り扱い不可能であると考えたためです。

ハンタウイルス熱もラッサ熱と同様に、規模は大きくないとしても、死者が出ることがあります。オールドストーン教授の著書では、比較的、近年の事例が記されています。１９９３年、アリゾナ州の死者の谷にあるナバホ族の特別保留地で、住民２人の具合が悪くなりました。男女ひとりずつで、いずれも若く、体調も良好でしたが、突然、せきや頭痛、筋肉の痛み、高熱などの似たような症状が出たのです。女性のほうの肺にはすぐに水がたまって一杯になり、呼吸不全で死亡しました。男性もその5日後に死亡しました。

保健所はニューメキシコ州、コロラド州、アリゾナ州、ユタ州が接する四隅地域で、同様の急性呼吸器疾患が20例あることを発見しました。20例すべてにおいて、患者は健康な成人の若者であり、その半数が死亡しました。診断の結果は、ハンタウイルス熱でした。

これらの病気は恐ろしいものですが、だからといってパニックになったり、興味本位に不安を煽るようなうわさ話を頭から信じ込んだりしないことが大切です。たとえば、疾病管理予防センターのウェブ・サイトのリンク先に「Health-Related Hoaxes and Rumors」(www.cdc.gov/hoax_rumors.htm)があります。それによると、「ハンタウイルスは缶詰やパック化された食品によって広まる」という内容のeメールが広く行きわたっていたそうです。そのeメールには、アメリカ人のある在庫品係が倉庫で仕事中にハンタウイルスに感染したと書かれ、缶ソーダや箱入りシリアルのようなパック化された食品はハンタウイルスに感染した齧歯類の糞などで汚染されているかもしれないと、読者に注意を促すものでした。しかし、このeメールで言及されている事例は、疾病管理予防センターでは確認されていません。

＋狂「人」病＋

ロバート・M・ヤングソンの著書『Medical Curiosities』には、筋肉増強の失敗に関するぞっとするような話が出ています。

筋骨隆々の、あるプロボディ・ビルダーが、もっとたくましい肉体を手に入れたいと考えていました。しかし、通常のトレーニングでは、もはや、彼には効果がないのです。したがって、一段階上のレベルに達するために、彼は脳下垂体由来のヒト成長ホルモン、これを継続的に注射することを決心しました。筋肉増強のためには、タンパク同化ステロイドよりヒト成長ホルモンのほうがずっともっと効果的だという話を聞いたことがあったのです。方々探し回った結果、彼はハンガリー製のヒト成長ホルモンを見つけました。

一定期間、ホルモン剤の使用を続けたのち、この若いボディ・ビルダーに不可解な症状が出はじめました。深刻な頭痛、関節の痛み、歩行困難、言語障害、嚥下障害などです。最終的に、彼は入院するはめになり、クロイツフェルト・ヤコブ病と診断されました。彼は入院してから3週間後に死亡しました。専門家の証言では、死体由来の成長ホルモンを使用した結果、この病気にかかったという事例が過去にいくつかあったそうです。

クロイツフェルト・ヤコブ病（CJD）は、きわめてまれな退行性脳疾患の一種で、その特徴は神経と筋肉を侵す症状が急速に進行するという点にあります。具体的な症状としては、精神錯乱、抑うつ、運動神経と運動筋肉の麻痺、ショック症のような筋肉のけいれん、（とくに腕と脚の）ゆっくりとした身もだえ、痴呆、肺炎などの呼吸器系上部感染症への罹患、麻痺などがあり、最終的に死に至ります。

クロイツフェルト・ヤコブ病などの多くの退行性脳疾患は、核酸を持たないタンパク質の小片を感染源として、発症すると考えられています。クロイツフェルト・ヤコブ病はいわゆる、プリオン病（伝達性海綿状脳症）のひとつで、しばしば、「海綿脳疾患」と呼ばれます。すべての海綿脳疾患は、ほ乳類の脳を侵食するという特徴があり、この海綿脳疾患には、ほかに、ヒツジを冒すスクレイピー、伝達性ミンク脳症、ミュールジカとエルク（訳注3＝シカ科の動物）の慢性消耗性疾患、ウシ海綿状脳症（ＢＳＥ＝狂牛病）があります。また、ヒトを冒すゲルストマン・シュトロイスラー・シャインカー病、致死性家族性不眠症、クールー、アルパース症候群もあります。

クロイツフェルト・ヤコブ病の場合、大半は何も特別な理由がなくても発症するように見えます。遺伝的な要因が考えられる場合もありますし、まれですが、プリオンが脳を侵食する感染症と考えられる場合もあります。さらに、ヒト組織を原料とする製品を使っての処置が原因とされる場合もあります。ヒト成長ホルモンを注射したボディ・ビルダーの場合がこれにあたります。

1990年代に、クロイツフェルト・ヤコブ病の変異形である新型クロイツフェルト・ヤコブ病（V-CJD）がイギリスで現われました。専門家の中には、新型クロイツフェルト・ヤコブ病は狂牛病と関係があり、ヒトが狂牛病に汚染された牛肉を食べたことが原因だと考える人もいます。クロイツフェルト・ヤコブ病は「人間版の狂牛病」と言われることがあります。

クロイツフェルト・ヤコブ病の診断は難しく、脳の生体組織検査（生検）を待たなければなりません。手遅れの場合は、検死の結果を待ってはじめて、診断できるということもあるでしょう。もっというと、「クロイツフェルト・ヤコブ病である」と診断できたところで、何か役に立つというわけでもないのです。クロイツフェルト・ヤコブ病には治療法が存在せず、およそ90パーセントの患者が診察を受けたその1年のうちに死亡するからです。患者への処置は、患者をできるだけ快適な状態にし、症状を緩和すること以外にありません。クロイツフェルト・ヤコブ病は50歳以上の人を冒す傾向があります。しかし、新型クロイツフェルト・ヤコブ病のほうには、比較的若い患者が見受けられます。この場合の患者の平均年齢は、20歳代後半あたりになります。

狂牛病のような病気は、国際的にパニックを引き起こしてきました。具体的にいうと、何千もの動物の処分、牛肉の購買拒否、ヒトの血液供給に関する懸念などがあげられます。幸いなことに、クロイツフェルト・ヤコブ病の発症はきわめてまれです。しかし、百万人にひとりの不運な患者は、ひどく苦しむことになります。

十人食いバクテリア十

はじめの症状はインフルエンザと似ています。高熱が出て、のどが痛み、悪寒と吐き気の症状が見られます。漠然としただるさも感じます。それと同時に、身体のある部分がちょっと痛むのにも気づくかもしれません。そこには切り傷やひっかき傷があるでしょう。でも、それが何か重大な傷だと誰も考えたりはしません。

1、2日後、インフルエンザのような症状はどんどん悪化していきます。傷口の痛みは深刻になっていき、しまいには、傷が腫れ出します。紫色の発疹が現われ、黒ずんだ液体で膨らんだ水ぶくれもできてきます。

何日かすると、痛みが耐えがたいものになります。腫れも悪化し、傷口の周囲の皮膚は割れてしまっているかもしれません。台所の排水のような濁った液体が染み出てきます。意識がはっきりしなくなるということがあるかもしれません。

その後苦痛が高じて、無感覚の状態に変わってきます。神経が壊れてしまって、何も感じなくなるのです。せん妄状態が現われ、排尿ができません。呼吸はおぼつかなく、さまざまな器官が機能しない中毒性ショックの状態に陥ります。そして皮膚の組織が黒ずみ、剥がれ落ちてしまいます。

この恐ろしい病状が壊死性筋膜炎です。話題性を狙うメディアは、「人食いバクテリア」と名づけました。ジャクリン・A・ローメレとドナ・バトドーフの著書『Surviving the "Flesh-Eating Bacteria"』によると、壊死性筋膜炎の原因は、通常、喉頭炎の原因となるバクテリアと同じです。ひっかき傷や切り傷、刺し傷、すり傷、水ぶくれなどのほんのちょっとした傷から、バクテリアが入り込むのです。

壊死性筋膜炎は命にかかわることがあります。患者は壊死性筋膜炎から生還できても、皮膚を一部分、除去しなければならなかったり、手足の指や四肢を切除しなければならないことさえあります。場合によっては、女性の乳房や男性のペニスが切除されることもあります。

＋フグ毒＋

日本では、フグを食べることが日本料理の粋（すい）を味わうことだと考えられています。しかし、見方によっては、男らしさを誇示するだけのばかげた度胸試しと見なされることもあるようです。フグはもっとも強い毒を持っている魚の一種です。許可を受けた専門のフグ調理人は、フグの調理法を正確に理解しており、肝臓、生殖腺、腸、皮などの有毒な部分を適切に取り除くことができます。しかし、専門の調理人によって調理されたものでなければ、フグを食べた人はすぐに呼吸麻痺やけいれんの症状が出て、確実に死亡することでしょう。

　フグの有毒の部分には、強い神経毒であるテトロドトキシンが含まれています。ほかの毒と比べてみると、わかりやすいかもしれません。テトロドトキシンは猛毒として知られるストリキニーネの15万倍の毒性があります。テトロドトキシンはブードゥー教（訳注4＝ハイチなどに見られる宗教。呪術的・魔術的性格が強い）のゾンビの儀式で使われる薬物のひとつだとも言われています。

　ある報告では、1955年から1975年までの間に3千人の日本人がフグ毒の中毒になり、そのうちの半数が死亡しました。今でも毎年、およそ50人の日本人がフグ毒で死亡します。それでも、日本人はこの食のロシアン・ルーレットを続け、フグを注文するのです。フグはこの上ない美味、珍味なのでしょう。「フグ食う無分別、フグ食わぬ無分別」という諺（ことわざ）があるほどです。

　実際、日本人はどれほどフグを食べても、もう食べられないということがないように思われます。「Fugu：The Deadly Delicacy」という面白いウェブ・サイト上の記事によると（著者はただ「ムサシ」とだけあります）、山口県下関の市場は毎冬、フグの売り上げだけで4千万ドルにもなると報告されています。ところで、フグは生きた状態で販売されます。これはほかの魚が死んだ状態でパックされたり、氷詰めの状態で出荷されるのとは違っています。フグは獰猛で、攻撃的なので、フグ同士で殺し合わないように、漁師はフグの口を縫い付けてやらなければなりません。

17世紀の俳人、松尾芭蕉は、ある夜フグを食べて、翌朝、自分が生きている喜びを俳句に詠みました。

あら何ともなや　きのふは過て　ふくと汁

巨人症

ロバート・パーシング・ワドローは「やさしい巨人」、「オールトンの巨人」と呼ばれ、死亡したときに身長8フィート11インチ（約272センチ）、体重490ポンド（約222キロ）ありました。ワドローが育ったイリノイ州オールトンの歴史・技芸博物館のウェブ・サイトによると、ワドローは幼稚園に入園した5歳のときに、身長5フィート6インチ半（約169センチ）で、17歳用の衣服を着ていました。8歳までに、ワドローは身長6フィート2インチ（約188センチ）、体重185ポンド（約84キロ）になっています。彼は1940年に22歳で亡くなるまでアンバランスな急成長を続けました。

もうひとり、有名な巨人といえば、アンドレ・ルシモフです。世界レスリング連盟（WWF）

ではアンドレ・ザ・ジャイアントの名で知られていました。アンドレは1946年、フランスのグルノーブルで生まれ、12歳のとき、すでに身長6フィート3インチ（約191センチ）でした。成人期の身長は7フィート5インチ（約226センチ）にもなり、体重は500ポンド（約227キロ）を超えていました。「the Manly web」というサイトによると、アンドレ・ザ・ジャイアントはハルク・ホーガン（訳注5＝1953年、アメリカ・ジョージア州生まれの現役プロレスラー）を何度も打ち負かしています。アンドレは1993年、46歳で亡くなりました。同年、WWFはアンドレをWWF殿堂入りに決定しました。

ロバート・パーシング・ワドローもアンドレ・ザ・ジャイアントも、子どものころから巨人症という病気を患っていました。巨人症の特徴は過度の骨の成長と背丈の過度の伸長で、原因は成長ホルモンの分泌過剰です。

巨人症と関連がある病気に先端巨大症があります。巨人症は子どものころから患者を悩ましますが、先端巨大症は患者が成人になってから発症することもある病気で、これは、身体のある部分の骨が本来の大きさよりずっともっと大きくなるというめずらしい病気です。原因はこれも脳下垂体からの成長ホルモンの過剰な分泌で、脳下垂体の腫瘍が原因になっていることもあります。顔や手、脚などの骨、また、舌などの柔らかい組織が顕著に巨大化します。これらの変化はゆっくりと長時間にわたって生じるので、しばしば、診断が困難です。

先端巨大症への処置は薬の処方から放射線療法までさまざまです。脳下垂体の腫瘍が関わっている場合は、外科手術が施されることもあります。たしかに、舌のような柔らかい組織は適切な処置によって大きさがもとに戻ります。しかし、巨大化した骨は決してもとには戻りません。

めずらしい病気のめずらしい病名

これから取り上げる9つの病気には、とてもめずらしい病名がついているという良からぬ特徴があります。不快な症状が出る不快な病気であるということに加えて、病名も耳障りなのですから、これらの病気がいずれもめったにないものであるのは、ありがたいことです。とくに注意書きしていないかぎり、情報は大半が興味をそそる全国奇病機構のウェブ・サイト（www.raredisease.org）から拾い集めてきたものです。

＋ネコの目症候群＋

ネコの目症候群はまれな染色体異常で、目が広く見開かれている状態になり、瞼裂斜下（けんれつしゃか）などの目の欠陥が出ることがあります。ほかに考えられる症状としては、耳の奇形がありますし、また、不思議なことに、通常の肛門管の欠如（鎖肛）が見られることもあります。肛門管がないと、大腸が肛門ではなく、膀胱や膣などの不適当な器官と結びつくという現象が起こります。この病気の患者には、軽い症状だけを発症する人もいますし、さまざまな深刻な症状を発症する人もいます。

＋白蝋病（はくろうびょう）＋

『American College of Physicians Complete Home Medical Guide』によると、「手腕振動症候群」としても知られる白蝋病は、チェーンソーのような振動する機器を長時間、使用することによって引き起こされる病気です。症状としては、指が蒼白になって、小さなものの取り扱いや細かい動きのコントロールが難しくなるということがあります。靴ひもを結ぶとか、服のボタンをはめるということが困難になるのです。ほかにも、四肢がチクチク痛んだり、無感覚になったりするといった症状が出ることもあります。

かつては鉱山と土木工事の労働者が白蝋病患者の大多数を占めていました。今日では、毎日チェーンソーを使用する人、たとえば、林業の労働者や映画「悪魔のいけにえ」(「Texas Chainsaw Massacre」)のレザーフェイスのような人びとが主な患者です。

＋クリスマス病＋

いえいえ、「クリスマス病」という病名から連想されるように、クレジット・カードの限度額まで買い物してしまい、エッグノッグ（訳注6＝牛乳をベースにした甘い飲み物で、アメリカでは通常、クリスマスや大みそかに出される）を飲みすぎて、デトロイトのような冴えない街で夫か妻の親族と長い週末の休暇を過ごさなければならない、などということが原因で発症する病気ではありません。「クリスマス病」という病名は、この病気にかかった最初の患者名に由来するもので、血友病のタイプのひとつですが、きわめてまれな病気です。男性のみが冒されます。『American College of Physicians Complete Home Medical Guide』によると、クリスマス病の原因は、血液の凝固に関係するタンパク質の欠如です。

血友病の場合と同様に、クリスマス病の症状には、出血が長びくということがあります。たとえば、小さな切り傷からの出血が何時間も、場合によっては何日も続く、血尿が出る、内出血のせいで関節と筋肉が、突然腫れるなどということが起こるのです。症状の深刻さの程度にもよりますが、クリスマス病はある程度は治療可能です。出血の問題には、注射による血液凝固因子補充療法で対処することができます。

＋歌舞伎メーキャップ症候群（ＫＭＳ）＋

歌舞伎メーキャップ症候群は歌舞伎症候群、あるいは、新川－黒木症候群とも呼ばれるめずらしい病気で、骨格の異常、低身長、精神遅滞などのさまざまな特異な症状がその特徴です。さらに、目、鼻、口などの容貌がゆがみ、手足の指、手のひら、足の裏に奇妙な皮膚の隆起が出てきます。この症候群が最初に診断を行った日本の医師によって「歌舞伎メーキャップ症候群」と名づけられたのは、患者の顔に現われる症状が歌舞伎役者の隈取りというメーキャップに似ていたからです。歌舞伎症候群の原因は、現在のところわかっていません。

＋メーヌ跳躍フランス人病＋

この病気はマレーシアではラターと呼ばれ、シベリアではミリアチットと呼ばれています。その特徴は患者が予想外の音や光などの刺激に対して、極端な突発的反応を示すということです。患者は女性より男性のほうが多く、跳び上がる、腕を激しく揺り動かす、ものを叩いたり、ひとを殴ったりする、泣き叫ぶ、誰かの言ったことをくり返すなどといった反応を示します。また、患者の突発的な反応は、疲労やストレスによって、悪化することがあります。

メーヌ跳躍フランス人病がフランスのメーヌ州とカナダのケベック州で初めて確認されたのは、19世紀のことでした。フランス系カナダ人の出自を持つメーヌの木こりたちに、病気が認められたのです。彼らがどうしてこの病気にかかる傾向があるのか、誰もわかりませんでした。そしてその後、メーヌ跳躍フランス人病は世界のさまざまな地域で木こり以外の人びとにも見られるようになったのです。メーヌ跳躍フランス人病は遺伝性の神経障害の可能性があります。しかし、文化的、社会的影響も一因となっているかもしれません。

＋メープルシロップ尿症＋

この病気は、メープルシロップがたっぷりとかかっているパンケーキを食べすぎることが原因で発症するのではありません。そうではなくて、メープルシロップ尿症はきわめてまれな遺伝性の代謝障害です。患者の尿と汗はきわめて甘いにおいを発します。患者がタンパク質の構成などに不可欠であるロイシン、イソロイシン、バリンといったアミノ酸を分解し、新陳代謝できなくなることが原因です。

読者のみなさんは、「メープルシロップ尿症」という病名を、ばかばかしいなどとくれぐれも思わないでください。早急に適切な治療をしなければ、命にかかわる病なのです。場合によっては、もうひとつの、もっと厳粛な病名「分枝鎖(ぶんしさ)ケト酸性尿症」と呼ぶようにするほうがよいのかもしれません。

プルーン・ベリー症候群

プルーン・ベリー症候群は原因不明のめずらしい病気で、その特徴は腹筋の全部、ないしは、一部の欠落、潜伏精巣（停留睾丸）、尿路の奇形です。プルーン・ベリー症候群は腹壁筋欠損症候群、先天性腹壁筋欠損、イーグル・バレット症候群、オブリンスキー症候群とも呼ばれる先天性の病気で、発症はおよそ4万人の赤ん坊に1人の割合です。泌尿器、腎臓、呼吸器などの機能にも障害が併発することがあります。

プルーン・ベリー症候群の病名は、患者の腹にしわがよって、ひだになってしまい、その見た目と乾燥プルーンとが似ていることに由来します。患者はひどい太鼓腹になることもあります。お腹が張り出すだけではなく、垂れ下がってしまう状態の太鼓腹です。

毛舌

『American College of Physicians Complete Home Medical Guide』によると、不運にも、毛舌ないしは、黒毛舌、黒舌症とも呼ばれるこの病気を患うと、舌が変色し、舌の糸状乳頭が異常に長くなります。毛舌はめずらしい病気ですが、症状は比較的無害で良性のものです（ただし、異性関係にマイナスの影響が出て、異性からの評判が急落するということはありえます）。

毛舌の原因は現在のところ、わかっていません。しかし、いくつかの仮説はあげられており、主な原因として、口腔の不衛生、喫煙、かみタバコなどが想定されています。

＋遊走脾＋

遊走脾は極めてめずらしい先天性欠損症で、通常の位置に脾臓を固定する膜が発育不全であったり、まったくなかったりする病気です。脾臓は通常の位置に固定されないせいで、下腹と骨盤のあたりをさまよい、身体に深刻な打撃を与えます。腹痛、吐き気、むかつき、疲労などの症状が出るのです。

遊走脾という病気には、「脾下垂」など、ほかにもさまざまな名前がついています。また、病気やけが、あるいは、妊娠などの結果として、成人が後天的に遊走脾を患うようになることもあります（妊娠の結果、遊走脾を患うようになるなんて、妊娠のせいで今までの衣服が着られなくなったり、夜中に何度もトイレに通わなければならなかったりするだけでは、まだ足りないとでも言わんばかりですね）。

造化の戯れ

身体の一部分が多くありすぎたり、逆に足りなかったり、あるいは、頭から奇妙な何かが生えていたりするような、いわゆる「造化の戯れ（奇形）」が、実際に存在します。私たちはそんな造化の戯れを嫌悪すると同時に、それに惹かれてもきました。1937年の著書『Anomalies and Curiosities of Medicine』において、ジョージ・M・グールドとウォルター・L・パイルは本物の奇形の事例を何百と取り上げています。この著作には次のような事例が並んでいます。

- 乳房から生理出血する20歳の女性。ほかにも、耳、目、口から生理出血する女性。
- 3歳からずっと生理がある18歳の女性。
- 生理がある男性。
- 46年間にわたって子宮に胎児（死亡している）を身ごもっていた女性。
- 頭が3つある男性。
- ペニスが2本ある男性。
- 頭から角が生えている男性。

・イギリス・テムズ川沿いにある町、クリックレイドの4つ目の男性（右目と左目の対が二組あった）。
・10の乳房のある女性。
・首と胸に耳がある人間。
・子宮に寄生虫、ウジ虫、ヘビを身ごもっていた女性。
・奇妙なものをひどく食べたがる妊婦（石膏、木炭、布、糞便、人間の肉体や血液を食べたがった）。

第2章 めずらしい治療法

治療は病気より悪い。——フランシス・ベイコン卿

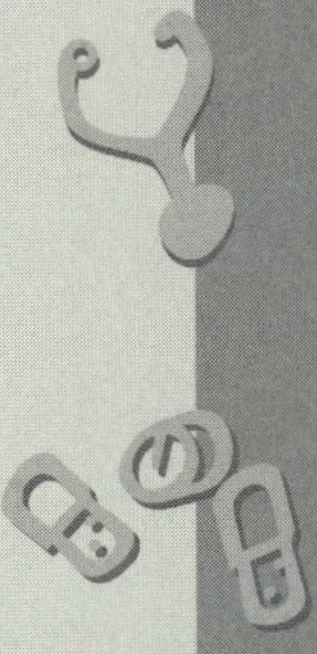

病気が存在するかぎり、病気を治療しようとするさまざまな試みも存在します。そして治療には、成功もあれば失敗もあります。あらゆる時代の、世界中のあらゆる文化において、病気の治療専門家も、素人も、人体と病気を理解しようとしてきました。その場合の医療とは、有毒な植物や動物のエキス、謎めいた神秘的な呪文、宝石や鉱物、排泄物を使っての実験まで含めて、広い意味で考えなければなりません。専門的な医療においても、民間療法においても、さまざまな治療が試みられてきたのは、多くの場合、病気を治療したいという真っ正直な思いに駆り立てられてのことでした。しかし、ニセ薬を売る香具師のように、金目当ての場合もありました。病気を治したいと必死になっている人びとから、手っ取り早くひと稼ぎしようとい

う算段です。

第2章では、さまざまな時代に試みられてきた、とてもめずらしい治療法や薬からいくつかを選んで紹介します。これらの治療法の多くは、世代を超えて受け継がれてきたもので、医学によってその効果が実証されたものもありますし、逆に、効果がないことを証明されたものもあります。ありがたいことに、有害で奇怪な治療法のいくつかは使われなくなりました。もっと効果的な治療法が発見されたからです。また、現在でも広く使われている治療法の中には、かつては過激で実験的だと考えられていたものが、医学的に確証され、定石の治療法となったものもあります。さらに、治療法として残ってはいるが、その有効性に関しては、必ずしも信頼できない証言があるだけというものもあります。

「第一に、ひとに危害を加えるべからず」

ヒポクラテスは紀元前460年前後にギリシャに生まれ、「医術の父」として広く認められています。しかし、ヒポクラテスの生涯についてはほとんど何も知られていませんし、身元もはっきりしていません。ヒポクラテスという名前の人間は複数存在したかもしれず、あるいは、そうではないとしても、ヒポクラテス本人が『ヒポクラテス全集』としてまとめられている著作を書き著わしたのではない、本人が書き著わしたのは一部にすぎないのかもしれないのです。

ヒポクラテスの身元に関する真実がどのようなものであれ、ヒポクラテス〝著〟と認められている著作は、当時の医学の水準を引き上げただけではなく、数千年にわたって、今なお、有効で重要なものであり続けています。医師の役割が「第一に、ひとに危害を加えない」ことであると最初に確立されたのは、ヒポクラテスの著作においてなのです。病気の患者を観察することによって、ヒポクラテスは重大な病気の症状を詳細に記録することができ、胸の呼吸音を聴くことなどの重要性を確かめました。ヒポクラテスはセカンド・オピニオン（訳注7＝診断や治療方針に関する主治医以外の医師の意見）の重要性を最初に支持した医師とも言えるかもしれません。そして、言うまでもなく、「ヒポクラテスの誓い」として知られる、ヒポクラテスが提示した医師の行動規範は、今でも、世界中の医学生の卒業式で読み上げられています。

しかしながら、医療における新しい治療法のすべてがヒポクラテスの名前とともに記憶されているわけでもなく、また、すべて肯定的に評価されているわけでもありません。医師も含め、さまざまな治療家が処方する治療で、効果のないものも数多くありました。いや、そればかりではなく、病気そのもの以上に、治療のほうが患者に打撃を与えるということもあったのです。

✝瀉血✝

ヒポクラテスは医療の実践を科学へと変えたと言われています。しかし、ヒポクラテスの治療は、多くの場合、4つの体液の教説（四体液説）に基づくものでした。4つの体液とは、血液と粘液、黄胆汁、黒胆汁で、ひとが健康であるためには、これら4つの体液のバランスがよくなければならないとされました。この教説は古代ギリシャに始まって、中世にも広く受け入れられていました。4つの体液はしばしば四季になぞらえられました。また、黄道十二宮の星座を3つずつ、4組に分けたクアドラントと結びつけられることもありましたし、羅針盤の東西南北の方位や四福音書の著者ヨハネ、ルカ、マタイ、マルコ、さらには、幼少期、青年期、成人期、老年期という人生の4つの段階などになぞらえられることもありました。食べ物や植物、挙げ句の果てには、家財道具までが乾いているもの、湿っているもの、熱いもの、冷たいもの（乾・湿・熱・冷）に分けられ、それらをうまく使うことで4つの体液のバランスをとることができると考えられたのでした。

血液がほかの身体部分と調和していることは、とくに重要であると考えられました。それで、さまざまな数多くの病気の一般的な治療法として、瀉血が実践されることになりました。それぞれの器官はある静脈と対応していると考えられ、特定の静脈を切開してやることによって、具合のよくない器官から毒の回った体液を追い出すことができるとされたのです。血液を放出するには異なる2つの方法がありました。ひとつは患部と同じ側に血液を誘導する方法で、患部に近いところから血液を放出します。もうひとつは患部の反対側に血液を誘導する方法で、患部から離れたところで血液を放出します。瀉血にはさまざまな道具が使われました。患者の皮膚を切開するのにはヒルが使われることもありましたし、ランセット（刃針）のような刃物が使われることもありました。しかし、瀉血すると、患者が失血するのは言うまでもなく、不運にも、たまたま神経や動脈が傷つけられることがあるのです。その結果、かえって患者がダメージを受け、瀉血が病気の治癒ではなく、死につながってしまうというケースもありました。

瀉血がすでに広く実践されていたので、学者たちもこれを強くあと押しするようになりました。医療に関する著述で有名なローマのアウルス・コルネリウス・ケルススは、早くから瀉血を支持していたひとりです。紀元後100年前後に、ケルススは『医術について』を書き上げました。『医術について』には、当時の外科医学、解剖学、骨折の治療、割礼後の包皮の修復、カテーテル挿入、そしてもちろん、瀉血に関しても重要な情報が記されています。ロバート・M・ヤングソンの著書『Medical Curiosities』によると、『医術について』の大部分は、ヒポクラテスやほかの医師の著作からふんだんに借用してきたものです。しかし、瀉血に関しては、ヒポクラテスとケルススの評価は必ずしも一致しておらず、ヒポクラテスは瀉血を積極的に支持したわけではありませんでした。他方、ケルススは息切れや皮膚の赤み、けいれん、慢性的な虚弱体質など、ほとんどどんな病気でも瀉血で対処できると信じていました。たとえケルススが医療に重要な貢献をしたとしても、彼が熱狂的に瀉血を支持したことは、医療への貢献には数えられません。むしろ、何百年にもわたって、瀉血による多くの無用な死者を出すことになってしまったと言えるでしょう。

＋中世の医療＋

中世前期においては、主に古代ギリシャとローマのテキストに基づく医療が実践されました。残念なことに、古代のテキストの教訓は、その多くが不正確な翻訳で次の世代に伝えられ、また、その教訓自体が信頼できない学説に基づいていました。この時期、多くの病気とその治療法を記述する参考書が執筆されましたが、その基礎になっているのは古代ギリシャの実践と当時の人気の治療法でした。

ここでは、民間療法からいくつか選んで、並べてみました。「the Mostly Medieval」のウェブ・サイト（www.skell.org）の情報によるものです。また、「the Historic-UK」のウェブ・サイト（www.historic-uk.com）の記事「Folk Remedies, Cures, Potions, and Charms」も参考にしました。並べてある民間療法の中には中世からずっと続いているものもありますし、中世の治療法からあとになって進化してきたものもあります。

これらの民間療法は大部分が廃れてしまいました。現代に生きる読者のみなさんにとっては、とても不思議に聞こえるでしょう。しかし、今日でも使われているものもあるのです。たとえば、代替医療の実践家はハーブのエゾヨモギギクをさまざまな目的で用いています。腸の寄生虫とガスがたまるのを解消するためには、エゾヨモギギクを内服しますし、熱を下げるためには、煎じ薬にして飲用します。皮膚の発疹や捻挫の腫れを鎮めるためには、エゾヨモギギクを外用するのです。また、オトギリソウは不安と抑うつの薬草療法として人気があります。

もうひとつ、医療参考書が推奨する人気のある薬が、オキシメル（酢蜜剤）でした。オキシメルとは酢と蜂蜜、あるいは糖蜜を混ぜたドリンク剤で、薬効があるとされ、その歴史はヒポクラテスまでさかのぼります。ヒポクラテスは「呼吸が自由になる」、そのほかにも効果があるなどと言って、患者にオキシメルを処方しました。中世の治療家は黄疸（おうだん）やてんかんから長旅の疲れまで、何にでもオキシメルを勧めました。腐ったメロンを食べてしまった場合にも効果があるとされたのです。今日でも、薬草療法家はオキシメルの治療効果をしつこく言い立てて、去痰薬（きょたん）として使用しています。しかし、オキシメルの薬効の証拠はよく言っても、「はっきりしない」という程度でしかありません。過去と現在の薬草療法とその用法に関しては、74～75ページにある「歴史上の民間療法」の表を見てみてください。

◆歴史上の民間療法◆

病　気	処　置
がん	ヤギの胆汁と蜂蜜の軟膏を用いる。あるいは、イヌの頭蓋骨を焼いた灰を患者の皮膚に塗りつける。
脳卒中	松の木を燃やして、その煙を吸う。
甲状腺腫と腫瘍	縛り首になった男の手に触れる。
疝痛（せんつう）と胆石	銅の指輪、ないしは、腕輪をはめる。
いぼ	いぼを肉片でこすり、その肉片を埋める。
はげ	石の上で寝る。ないしは、ガチョウの糞を禿げている部分にすり込む。
目の病気	6月、日の出前に雨水を集めておき、それで目を洗う。あるいは、14世紀のお墓からけずり落としたもので目の軟膏を作る。
ものもらい(麦粒腫)	ものもらいを金の結婚指輪でこする。
細菌性の伝染病	自家製の葡萄酒とウシの胆汁、にんにく、ポロねぎを混ぜて、真鍮（しんちゅう）のポットに9日間、寝かせておいたものを塗りつける。
歯痛	歯にクギを打ち込んでから、その血まみれのクギを引き抜き、今度はそのクギを木に打ち込む。そうすると、木が痛みを引き受けてくれる。歯痛の予防には、首に死んだモグラを巻きつける。
おこり(マラリア)	干しブドウでクモを包んで、飲み込む。あるいは、エゾヨモギギクの葉を裏地に敷いた靴を履く。
太ももの痛み	すりつぶしたドクニンジンとヒヨスを太ももに塗る。
麻痺	瀉血し、嘔吐を引き起こさせる。

◆歴史上の民間療法◆	
病　気	処　置
胃病	ゲッケイジュの葉を噛み、その汁を飲む。噛んだ葉っぱはお腹の上に置いておく。
頭痛	ヘザー(ヒース)をゆでて、温かいうちに頭頂部に塗る。
不眠症	タマゴの白身とイラクサを一緒に混ぜたものを食べる。
発熱	オトギリソウを摂取する。聖ヨハネ前夜祭に偶然見つかったオトギリソウがあったら、それを摂取すると、とくに良い。
病気の子どもの治療	月がだんだんと満ちていっているときに、スイカズラを切り取り、それを輪の状態にしたものを3月まで保存しておく。子どもが病気になったときには、その輪を三度くぐるとよい。
害悪を避ける	センナとハッカ、ヘンルーダで腕輪を作る。ないしは、5月1日に摘んだサンシキヒルガオとサクラソウで花冠(リース)を作る。
狂気(精神異常)	キンポウゲを袋に入れて、首に巻きつける。
白内障	きれいな水を汲んできて、その水の入ったたらいを木の上に置いておく。石の上や地面に置いてはならない。銀貨か金貨を水に入れ、そのあとで、草の葉も入れる。十分に浸してから、草の葉を白内障の目にこすりつけて、水で目を注ぐ。
そばかす	そばかすに雄ウシや野ウサギの血液、あるいは、つぶしたクルミからしみ出てきた液を塗る。
こむらがえり	ひざのあたりにウナギの皮を巻きつける。

┼外科医兼任の床屋┼

中世は医療の科学的な研究が整う以前の時代であり、理髪師は刃物を器用に取り扱って、ひげを剃るだけの存在ではありませんでした。田舎にはきちんと訓練を受けた医師がいない地域が数多くありました（黒死病の流行時に医師が数多く死亡したということも原因のひとつです）。それで、抜歯や瀉血、ヘルニアの切除、扁桃腺の摘出、帝王切開などの普通は医師の仕事と考えられている多くのことを、床屋が外科医を兼任して、実行するようになりました。ときには、肢体の切断まで理髪師が施術することもあったのです。

瀉血は床屋で広く行われていました。それで、瀉血も行っているということを広告するために、店の前に赤と白の棒が立てられました。赤は血液を表わし、白は止血帯の包帯を表わすのです。赤と白の棒の目的は、広告のみではありません。実際、患者が棒を強く握って、力を込めることで、血液の出をよくしようとすることが、しばしばありました。そして、植民地時代のアメリカでは、床屋が腎臓や膀胱の結石を取り除く結石切除の手術を行っていました。麻酔の発達以前の時代ですから、何と言っても、素早く切除する技術を持っていることが大事だったのです。これら結石切除の手術を行った外科医兼任の床屋は、「石工」と呼ばれることもあり、素早く患者を切開し、問題の結石を除去しました。ある「石工」などは30秒で結石切除の手術を終わらせることができると拍手喝采されました。

ギルバート・R・セイグワースの論文「Bloodletting over the Centuries」によると、イギリスでは、床屋と外科医とは実際、18世紀半ばまで、共通のギルド（訳注8＝同業者組合）に所属していました。しかし、結局は、外科手術が外科医の独占するところとなることは避けられませんでした。ありがたいことに、床屋は血管を切り刻むのではなく、髪を切る仕事に戻ったのです。

┼中世の医療従事者┼

中世において、医療の世界では、多くの人びとがさまざまな役割を果たしていました。プロのレベルで活躍する人もいれば、アマチュアのレベルにとどまる人もいました。中世の田舎では、大学で訓練を受けた医師を見かけることがほとんどなかったので、しばしば、代替療法が用いられました。それは、まじないや儀式、祈祷のようなものです。患者の多くは床屋以外にも、さまざまな医療従事者を探しもとめなければなりませんでした。ここに列挙したのは、そのような医師以外の医療従事者の例です。「the Mostly Medieval」のウェブ・サイト（www.skell.org）を参考にしました。

・**修道士と牧師**――修道士たちはヒポクラテスなど、古代の医療の専門家が書き残したものの写本を製作しました。中世前期には、修道士たちが自分たちの書き写した内容を実践していたと考えられています。修道士の中には、治療者として熟練する者も現われ、患者たちは専門の医師に診てもらうのに加えて、修道士に診てもらうことも希望しました。いや、場合によっては、修道士の診療だけで十分だとして、患者が医師の診療を求めないということもありました。当時はすべての修道院に付属の病院があり、そこでは、病人や老人、貧しい人びとや通りすがりの旅行者まで施療の対象とされていました。しかし、13世紀のはじめ、ローマ・カトリック教会は「牧師が瀉血することは許されない」と規定しました。こうして、瀉血などのちょっとした手術は、刃物を取り扱う技術を持っている床屋など、聖職者ではない者が請け負うようになったのです。

・**素人医師**――素人医師とは、きちんとした教育を受けずに医療に携わっている素人の治療者です。素人医師は外科医兼任の床屋や専門の医師のもとで、見習いの助手を務めることもありました。

・**中世の歯医者**――中世において、歯科医の治療を受けられるのは、金持ちの著名人のみでした。歯科医の主な職務は、寄生虫のせいで生じると考えられていた虫歯を抜き、牡ウシなど、動物の骨をひいて粉にしたものを歯に詰めるということでした。歯の詰め物はのちに金になりました。

・**薬草療法家（ハーバリスト）**――薬草療法家などの民間療法家がどのような人物で、また、どのような医療実践を行っていたかということは、同じヨーロッパの中でもその土地でずいぶんと違っていました。ある地域では、薬草療法家の大半が女性でしたが、別の地域では男性がほとんどだということもありました。同様に、治療の秘伝も女性から女性にのみ継承される地域もあれば、男性から男性への秘伝の継承が見られる地域もありました。薬草療法家の治療術は、持って生まれたものだと考えられました。薬草療法の技術は、生まれながらの薬草療法家の手になければ、何ら効果を発揮しないとされたのです。

関節炎の「治療」

人類の長い歴史を通じて、身体のいろんな部位の苦痛を緩和する方法が探しもとめられてきました。民間療法で用いられる薬には、人間が身体の痛みを緩和する方法を追求する中で、創意工夫された結果、使用されるようになったものもあります。とくに、関節炎の痛みを治療する薬は注目に値します。よく知られているように、関節炎は治療が難しく、痛みが出るときと出ないときがあり、その痛みも強まったり、弱まったりとさまざまです。今日でも、関節炎を完治する方法はありません。歴史を振り返ってみても、関節炎の治療法とされるものは、実に多々ありました。虫歯を引っこ抜くという治療法（関節炎の痛みの原因は虫歯であると考えられていました）から始まって、ウラン鉱山で座り続けるという方法、果ては害はないとしても、まったく効果が期待できない、ポケットにシカ玉やジャガイモを入れておくという方法までありました。ほかにも、ヘビを漬け込んだアルコールを関節にすり込むとか、カメを焼いた灰を水に混ぜて飲むなどという方法もありました。

しかし、過去の関節炎の治療法とされるものがすべてインチキであると証明されているわけではありません。そのような例外のひとつが、セイヨウシロヤナギの樹皮を用いる治療法です。セイヨウシロヤナギの樹皮を医薬品として使用する歴史は、紀元前５００年ぐらいから始まっています。中国人がセイヨウシロヤナギを痛み止めとして用いたのです。おそらく、煎じ薬にして服用したのでしょう。ヒポクラテスは痛みを和らげ、熱を下げるために、セイヨウシロヤナギの樹皮と葉をガムのように噛むことを勧めました。しかし、医療の進歩がようやくこの民間療法に追いついて、セイヨウシロヤナギの有効成分がサリシンという化学物質であることを発見したのは19世紀になってからでした。サリシンはサリチル酸と類似の物質で、サリチル酸は鎮痛剤として効果的であることが発見されたのです。この最初の発見から50年後に、バイエル社は精製したサリチル酸の合成物をアスピリンとして売り出しました。鎮痛剤、抗炎症剤としてこの薬品を商品化したのです。

しかし、このアスピリンでさえ、多くの関節炎患者を苦しめている痛みを緩和することはできません。現在、関節炎のためのさまざまな治療法が存在し、消費者は有効性が立証されていない「治療法」に莫大な金額をつぎ込んでいます。古くからあるニセ薬や銅のブレスレットを着用する磁気療法、そしてハチの毒までと、効果がはっきりしない「治療法」に大金を使っているのです。多くの患者がハチの毒療法を信頼し、それが有効だと言っています。その治療法とは、わざとハチに刺されることによって、関節炎の痛みを和らげようとするものです。ハチの毒には抗炎症性のペプチドが含まれると考えられているからです。しかし、ハチ・アレルギーがある場合、もしくは、アレルギーがあるかどうかはっきりしない場合は、この治療を受ける前に、きちんと医師に相談しなければなりません。

┼痛風┼

痛風はとくに痛みの強い関節炎の一種です。痛風はかつて「金持ちの病気」と見なされていました。なぜならば、痛風の原因は豚肉にビール、ポート・ワインというようなこってりした食事にあるのではないかと考えられていたからです。実際、今では痛風を悪化させ得る要因のひとつが、プリン体を多く含む食事であるとわかっています。プリン体は内臓の肉やビールの泡に含まれる化学物質です。

歴史を振り返ってみると、痛風の苦痛を和らげようとして、多くの奇妙な治療法が用いられてきたことがわかります。ギリシャ人は実際に赤痢で痛風が治ると信じていました。この考え方に従って、痛風の患者は赤痢の患者と一緒にされたり、赤痢菌に汚染された食べ物や水を摂取したりしました。17世紀のある医師は、加熱した「カエル水」（カエルのタマゴを調合したものです）に数週間浸した、ウールの湿布を使うように勧めました。19世紀まで、性行為は痛風の原因のひとつだと考えられていたので、多くの患者がこれを差し控えました。なかには、去勢まで指示するような医師もいました。しかし、もっとも患者を困らせたのは、おそらく、ガチョウの肉をローストしたものを食べるという治療法だったでしょう。ただのガチョウではありません。子ネコを細かく切り刻んだのが詰め物になっているものです。

＋ベゾアール（胃石）の魔力＋

ベゾアール（胃石）とは赤味がかった石の一種です。もっとも、「石」というのは間違っています。ベゾアールは本当は石のように硬くなった毛玉や胆石で、ヤギやラマのような動物の胃にできます。ときには人間の胃にできることもあります。ベゾアール（bezoar）という語がペルシャ語の「予防する（pad）」と「毒（zehr）」という二語に由来するように、ベゾアールは中世以降、強力な解毒剤・毒消しになると信じられていました。ベゾアールの毒消しの効果を得るためには、ベゾアールを経口で服用したり、身体にすり込んだり、身につけたりしなければなりませんでした。ベゾアールは一時、とても高価だったので、同じ重さの金の10倍の値段がついたことが知られています。

　ここに、ある不思議な言い伝えがあります。それによると、ベゾアールの力は東洋の雄ジカに由来します。雄ジカはある年齢になると、若さを回復するために、ヘビを食べるのだそうです。しかし、ヘビを食べると、それと一緒にヘビの毒まで身体に入ってきます。雄ジカはすぐに毒を排出するために、川に駆け込みます。頭だけは水の上に出しておいて、川に入るのです。雄ジカがこのように振る舞った結果、体液が目のところでろ過されて、それが太陽の熱でベゾアールに変わったというのです。

　1653年の大著『薬草大全』で、イギリスの薬草学者、ニコラス・カルペパーは次のように書いています。


　あらかじめ用意しておいた真珠とカニの目（甲殻類の結石）、アカサンゴ、鯨蝋（げいろう）、雄ジカの角、東洋のベゾアールをそれぞれ半オンスずつと、カニのツメの黒い先の部分を粉にしたもの、それらすべて使って、混ぜ合わせて粉末にします。ゼリーで固め、丸めてやるとよいでしょう。クサリヘビが脱皮で脱ぎ捨てた皮を注意して乾燥させ、保存しておいたものも加えてやります。……発熱のときに、精をつける食事と一緒に4粒から6粒ほど摂取すると、ことのほか効果があります。というのも、それが心臓を元気づけ、精力をかき立ててくれるからで、服用すれば天下無敵になれるのです。

しかし、ベゾアールが常に望ましい結果をもたらすとはかぎりませんでした。ロバート・M・ヤングソンの著書『Medical Curiosities』によると、フランス王、シャルル9世をめぐってある事件が起こりました。シャルル9世の治世は16世紀半ばで、王はベゾアールの効果を大いに信じていました。実際、シャルル9世はベゾアールを所有しており、自慢していたのです。しかし、外科医兼任の理髪師、アンブロワーズ・パレは石のように硬い毛玉でも、ほかの種類のベゾアールでも、治療効果などまったくないということを王に納得してもらいたいと考えていました。そこでパレは国王シャルル9世に、ひとつの実験を提案したのです。それは、ある料理人が盗みで処刑されることになったときのことです。パレはその料理人に選択の機会を与えるよう、王に進言したのです。つまり、公開で縛り首にされるか、致死性の毒を服用して、そのあとで、王所有のベゾアールで治療を受けるか、料理人はどちらかを選べるという話です。

料理人は後者を選びました。大量の毒、昇汞(しょうこう)(塩化水銀)を飲まされ、直後にベゾアールの治療を受けたのです。1時間もしないうちに、彼はひどく苦しみだし、ベゾアールによる治療が何度もくり返されました。料理人には吐き気、苦痛、下血、腎不全の症状が出て、そんなひどい状態が死ぬまで7時間も続きました。この出来事のあと、王はパレに命じて、ベゾアールを焼かせました。

✝毒を以って毒を制する迎え酒✝

歴史を振り返ってみると、アルコールがさまざまな方法で医療に使われてきたことがわかります。しかし、決してどれもが大成功というわけではありません。17世紀の清教徒（ピューリタン）の牧師、コットン・マザーは、科学と超自然的なものに関する専門的な知識を持っていたことで知られていますが、下痢の治療に、グラス一杯のワインにネズミの糞をほんのわずか入れて飲むことを勧めました。マザー師はほかにも、医療に関して、私たちの興味関心を引くようなアイデアを持っていました。たとえば、彼はタマネギに筋肉痛を和らげる性質があると信じていたので、タマネギをゆでて、水を切ってから、すりつぶしてドロドロにしたものを湿布として塗るように勧めていたのです。そのとき、タマネギをすりつぶしたものは「患者が耐えられる範囲で、できるかぎり熱く」なければなりませんでした。

ロバート・M・ヤングソンの『Medical Curiosities』によると、19世紀に、ロンドンのキングズ・カレッジで生理学の教授を務めていたロバート・ベントリー・トッドは、アルコールの使用が医療の目的に適うと信じていました。多くの病気はアルコールを注意深く投与することで治療できると信じていたのです。トッド教授は実際、アルコールによる治療法を自分の患者にも、自分自身にも試していました。ある日、彼は吐血しはじめ、2日のうちに死亡しました。検死の結果、トッド教授は肝硬変が進行していたことがわかりました。

＋ヒ素＋

医療におけるヒ素の使用には、長い歴史があります。ヒ素は多量に用いると、きわめて危険であるということがよく知られています。しかし、ほとんどいつの時代も、注意深く投与すればヒ素も危険ではなく、むしろ、実際は多くの効能があると信じられていました。ヒポクラテスの時代には、ヒ素はマラリア熱と梅毒の治療に使われました（梅毒には、それを治療するのに毒が使われる伝統があります。中世には、水銀を使った梅毒の治療も行われていました）。ある一定の期間に投与されるヒ素が少量であるならば、実際、性病の治療に効果があり、多くの場合、私たちにヒ素への耐性があるのです。20世紀の半ばまで、ヒ素は当時知られている性病の治療法の中で、もっとも有効なものでした。しかし、もっと効果のある抗生物質が開発されると、ありがたいことに、ヒ素の使用は廃れていきました。

今日でも、私たちは依然として少量のヒ素にさらされています。飲み水からもヒ素を摂取していますし、病院の実験室でもヒ素にさらされることがあります。合金やはく製の防腐剤、家畜の成長促進剤、ガラスの脱色剤など、私たちを取り巻くものにヒ素が含まれているのです。

薬としてヒ素を用いるということに関しては、今でも、研究が続けられています。ヒ素はある種の白血病やその他のがんをやっつけるのに効果的であることが発見されています。しかし、ヒ素は発がん物質でもあるということがあきらかになってきてもいます。

さまざまな民間薬

民間薬は薬草などの家の周囲で見かけるものを原料とするもので、何百年にもわたって、使われ続けてきました。民間薬の多くは、今日でも、使用されています。その理由はさまざまで、たとえば、家の伝統、地域の伝統で民間薬の使用が続いている場合もありますし、代替医療の必要から、民間薬に頼る場合もあります。また、中国の医療やインドのアーユルヴェーダに見られるように、文化的、歴史的に民間薬の使用が長く続いている場合もあります。アメリカ合衆国では、ネイティヴ・アメリカンの人びとに、サウナ小屋のようなものや、集落のダンスと祈祷など、古くから続く伝統の治療が見られます。

セイヨウシロヤナギの樹皮の例がそうであるように、多くの民間薬は現代の科学的な医療の試験をパスして、それのみでも、また補完的な治療法としても、有効であることがあきらかになってきました。しかし他方で、時の試練にも耐えて、時代の流れの中で生き残ってきたのに、かろうじて代替医療の末席を占めているにすぎない治療法もあります。代替医療、補完医療が受け入れられつつある現代に、数多くあるこうした治療の中の、すぐれたものを捨てておくというのはもったいないことです。しかし、代替医療がしだいに受け入れられつつあるという風潮であっても、民間薬の多くがものめずらしく感じられることには変わりありません。つまり、広く一般に受け入れられるというところまでには、まだ至っていないのです。

＋薬用植物の歴史＋

ヒポクラテス以前の時代でも、植物が医療目的で使用されていましたし、今日でも、医療目的での植物の使用は続けられています。歴史書には、紀元前3千年ごろ、バビロニアの人びとがすでにミルラを薬用で使用していたとの記述があります。中国でも、インドでも、何千年も前から植物が薬に使われていました。ネイティヴ・アメリカンの人びとも同様です。さらにさかのぼって、狩猟・採集社会の人びとも植物を病気の治療に使っていたと考えられています。次頁以降の「歴史の中の薬草」の表は、歴史上、よく使われてきた薬草をいくつか示し、また、その用法が時代とともにどう変わってきたか、あきらかにしています。

◆歴史の中の薬草◆

薬　草	過去の用法	現在の用法
アンゼリカ	腹痛、悪寒、せき、発熱、伝染病。	ウイルス性の感染症、細菌性の感染症、解熱、骨の強化
バジル・ タイム・ カラミント	16世紀の植物学者、ジョン・ジェラードはヘビにかまれた場合や打撲傷、やけどの場合にこれらの薬草を処方。	これらの薬草から得られるオイルはお湯に入れて、風呂で使用。気持ちを落ち着かせ、歯痛をやわらげる。
ヤグルマ ハッカ （ベルガモット）	ネイティヴ・アメリカンは煎じ薬としてよく使っていた。疝痛(せんつう)や胃腸のガス、発熱、悪寒、胃のさまざまな症状、不眠、心臓の病気、鼻血の治療に用いられた。寄生虫を追い払うとも信じられていた。	芳香があるので、アロマテラピー（芳香療法）で用いられる。気分を落ち着かせるとされる。また、お茶にすると、ミント風の味わいがある。今でも薬として使用されており、発熱、胃の症状、不眠症の治療に用いられる。
アカネグサ	ポンカ族の男性はアカネグサを手にすり込んでから、結婚したい女性と握手するということが知られていた。染料として使用された。発熱とリューマチの薬として、また、催吐剤としても使用された。	呼吸器の症状やぜん息の治療に用いられる、痰の排出を促す薬。
アヤメ （アイリス）	血液の浄化と偏頭痛の治療。	呼吸器の症状の治療に用いられる、痰の排出を促す軽めの薬。
ヤナギ トウワタ	ネイティヴ・アメリカンの人びとはその根をペースト状にして、炎症で痛む部分の治療に用いた。	消化器の病気の治療。

◆歴史の中の薬草◆

薬　草	過去の用法	現在の用法
ベニバナサワギキョウ（ロベリア）	伝統的に痰の排出を促す薬として用いられてきた。別名「吐かせ草」。	ぜん息のホメオパシー（類似・同種療法）に用いられる。タバコのニコチン中毒を断ち切るためにも用いられる。
チクマハッカ・イヌハッカ	頭痛と歯痛を抑えるために、葉っぱを噛む。煎じ薬にして、不眠症、頭痛、腹痛、気管支炎の治療に用いた。	じんましんの予防、解熱、はしかと水ぼうそうの緩和。インフルエンザと不眠症の治療。
クサノオウ	水ぶくれ、いぼ、発疹などの皮膚の症状の治療に使われた。黄疸（おうだん）などの肝臓の病気の治療にも用いられた。	肝臓と胆のうの病気の治療。食欲不振にも。
ヒレハリソウ	赤痢、捻挫、打撲傷、骨折の治療に用いられた。	局部的な痛みと炎症の緩和に、また、打撲傷と捻挫の治療に用いられる。
クガイソウ	便秘薬。	成長した根が便秘薬として用いられる。また、発汗を促し、肝臓を刺激する。利尿剤としても使われる。
ディタニー・オブ・クリート（クレタ島のハナハッカ／マヨラナ・マージョラム）	ブドウ酒に入れて、頭の病気の治療に使われた。また、胃腸のガスと歯痛の治療や、分娩と月経の促進にも使われた。	捻挫と打撲傷の治療。
マトリカリア・ナツシロギク	紀元後1世紀から、頭痛の治療に使われている。	頭痛、炎症、発熱、関節炎の治療。
ジギタリス	もともと、アイルランドで使用された。皮膚の化膿、はれもの・おでき、頭痛、中風、高血圧の治療。	現在は有毒と考えられている。

◆歴史の中の薬草◆

薬　草	過去の用法	現在の用法
ヒトツバタゴ	炎症、すりむき傷、切り傷、伝染病の治療に使用。	肝臓と胆嚢の症状の治療。胆石も含む。
ヤクヨウニンジン	アメリカニンジンとチュウゴクニンジンには多くの類似の性質がある。アメリカでは、ネイティヴ・アメリカンの人びとは嘔吐、吐き気の治療にニンジンを用いた。また、多くの「ほれ薬」にも加えられ、不妊の女性の治療に使われた。2千年以上続く中国医療として、チュウゴクニンジンは催淫剤・媚薬と鎮痛剤・痛み止めとして使われた。精神的、肉体的な精力回復のためにも使用された。	体力増進、虚弱体質、2日酔い、血圧低下、ほてり。がんの予防。糖尿病防止の効果。
ハゴロモグサ	中世には、出血を止めるのに使われた。とくに、傷の治療と月経の緩和に使われた。また、妊娠を助けると考えられ、女性は流産しないようにハゴロモグサの湯に入浴するように指導された。	現在でも、月経痛の緩和のために使われる。収斂剤(しゅうれんざい)としての効果があり、腫瘍の成長を抑制する。
セイヨウヤマハッカ	腹部のけいれんとガス。	イライラと不眠症の解消。
ポドフィルム	チェロキー族はポドフィルムの根の汁を難聴の治療に使用した。	いぼの除去。
トリカブト	外用で、歯痛と坐骨神経痛の治療に使われた。ギリシャ神話では、メディアがテセウスにトリカブトの毒を使ったとされる。	有毒であり、今日では使用されない。
パセリ	パセリは消化剤として、腎臓結石の治療のために煎じ薬にして、広く用いられた。	尿の通りをよくする。腎臓のさまざまな症状に使用されている。

◆歴史の中の薬草◆

薬　草	過去の用法	現在の用法
レッドシーダー	ネイティヴ・アメリカンの人びとはレッドシーダーの煎じ薬を寄生虫や寒気、せき、リューマチの治療に用いた。	皮膚に炎症を起こすが、いぼや水ぶくれの治療に使うことができる。現在では、内服してはならないと考えられている。
ローズマリー・マンネンロウ	以前は記憶力を改善し、それによって、恋人同士の貞節を促す効果があると信じられており、結婚式や葬式、ほかにも多くの宗教的な儀式で用いられた。また、病院の空気を浄化し、悪夢を追い払うためにも使われた。さらに、脱毛の効果もあるとされ、皮膚の症状の改善、虫歯予防、口臭にも効くとされた。	頭痛の治療。収斂剤、興奮剤として作用する。頭のふけの予防。
オランダワレモコウ	独立戦争の際、アメリカ側の兵士たちは戦闘の前にオランダワレモコウを煎じて飲み、出血が過度にならないように予防措置をとった。	傷と日焼けを治す。
カナダカンアオイ	中国医療で2千5百年以上にわたって使われている。主な使用目的は発汗を促して、身体を浄化することと食欲の刺激、嘔吐を鎮めること。アーユルヴェーダでは、カナダカンアオイが関節炎の治療に使用されてきた。ネイティヴ・アメリカンの人びとはカナダカンアオイの根の汁をヘビ除けに使った。	食欲不振と乗り物酔いの治療。
キバナアツモリソウ	19世紀にヒステリー、不眠症、抑うつ、神経過敏の治療に広く用いられた。	今日では使用を勧められない。強い酸性で、味も強烈である。

家庭医療

創意工夫に富んだ家庭医療は何世代にもわたって、脈々と受け継がれてきました。昔から使われている、しゃっくりを抑えるためのお気に入りの家庭薬に始まって、あまり知られていない乳房のはりを抑える秘薬まで、さまざまな家庭医療があります。家庭医療の起源はわかりませんし、その実際の効果は信頼できるようなやり方では証明されていません。「効果があると聞いた」という伝聞にすぎないのです。ここで取り上げる治療法は、その是認を意図するものではありません。したがって、これらの家庭医療を用いるときには、まず、かかりつけ医に相談してからにしてください。

・**しゃっくり**――テーブルスプーン1杯の砂糖を加えたコップ1杯の水を飲みます。砂糖はしゃっくりの効果的な治療法と信じられています。砂糖には筋肉をやわらげる効果があるからです。

・**酵母菌感染症と膣カンジダ症**――ヨーグルトで膣を洗浄します。ヨーグルトには抗菌性があります。

・**にきび(座瘡)**――レモンを薄く切ったものを患部に数分間、はっておきます。または、氷をタオルかナプキンに包んで、患部に当てておきます。

・**目の腫れ**――横になって、目に湿らせたティーバッグを当てておきます。15分間、そのままでリラックスします。お茶に含まれるタンニンが収斂剤(しゅうれんざい)になり、腫れぼったい皮膚を引きしめてくれます。ティーバッグの代わりに、キュウリを薄く切ったものを使うこともできます。また、前の晩は塩分の多い食べ物を避けなければなりません。

・**げっぷ**――あるアジアの文化では、げっぷをするということが料理を作った人への敬意の表われだと見なされます。しかし、何度もげっぷをくり返すということがあなたの国ではマナー違反となるならば、セロリやアニス、ウイキョウの実を噛むとよいでしょう（噛むのは一度に1種類でもかまいませんし、混ぜて一緒に噛んでもかまいません）。あるいは、ヤクヨウニンジンを噛むのでもよいでしょう（「歴史の中の薬草」の表の「ヤクヨウニンジン」参照）。また、炭酸飲料や香辛料を効かせた辛い食べ物、タマネギを摂取する量を減らすようにしましょう。

・**乳房のはり**――赤ちゃんに授乳している女性、あるいは、子どもを離乳させている最中の女性は、しばしば、乳房がはって痛みを感じるということがあります。こういったことが生じるのは、母乳の供給量が需要量を上回って、母乳が蓄積されてしまうからです。子どもに授乳しても、母乳の供給が需要を上回る状況が変わらないときは、キャベツの葉を上手に使うのが一般的な処置になります。乳房がはっている女性は、医師や助産師、授乳の専門家からの助言に従って、あるいは、健康に関する本やウェブ・サイトを参考にして、次のような手順で処置することになります。

(1) キャベツの葉を何枚か洗ってから乾かし、ビニール袋に入れて、必要になるまで、冷蔵庫で保存しておく。
(2) 保存しておいたキャベツの葉を葉脈が見えなくなるほど、もみくちゃにする。
(3) 乳房がすべて覆われるように、ブラジャーにもみくちゃにしたキャベツの葉を詰める。
(4) 2、3時間で葉っぱがしんなりしてきたら、新しいキャベツの葉に交換する。

キャベツの葉が乳房のはりをやわらげるのはどうしてなのか、あきらかにするための科学的な研究が何度か行われました。しかし、決定的な結論はまだ出ていません。研究者たちはキャベツという野菜の不思議な治療効果を説明できずに途方に暮れているのです。

・**胃腸のガス**――食事のたびにリンゴ酢をティースプーン1杯飲む。
・**足のにおい**――ティースプーン2杯のリンゴ酢を1ガロンの水と混ぜ、足を浸けます。
・**頭痛**――ライムを半分に切って、額にこすり付けます。
・**消化不良**――ペパーミント、カモミール、イヌハッカなどのお茶を飲みます。
・**乗り物酔い**――ショウガ茶やジンジャーエールを飲みます。あるいは、砂糖漬けのショウガのかけらを噛みます。
・**胃潰瘍**――キャベツの汁を飲みます。キャベツはアミノ酸のグルタミンが豊富で、グルタミンには治療効果があります。

・いぼ――いぼの治療には、熟したバナナの皮を少量持ってきて、皮の白い側がいぼに接するようにして、はりつけます。皮をテープでしっかりととめて、1日中、バナナの皮を身につけておきます。皮は入浴後に交換します。バナナの皮に含まれる化学物質がいぼを柔らかくし、最終的にいぼを消してくれます。

＋宝石療法＋

宝石療法と水晶療法は、世界中のあちこちで伝統的な治療の一部になっています。中国やインド、エジプトの文化でもそうですし、ユダヤの文化でも同様です。宝石療法の伝統においては、準宝石と宝石（半貴石と貴石）が身体と精神の治療、あるいは、スピリチュアルな癒しに使われます。宝石療法は占星術と深く結び付けられ、宝石が持っているとされるパワーは大部分が惑星の力と関連付けられています。私たちの身体には「経絡（けいらく）」と呼ばれる特別なエネルギーの通路があって、この経絡に沿って、エネルギーが動いていきます。しかし、その動きが妨げられたり、アンバランスな動きだったりすると、私たちは病気になるのです。ダイヤモンドやヒスイなどの宝石は電磁気のエネルギーを蓄えたり、生み出したりするので、エネルギーの流れが遮断されたり、アンバランスだったりするのを正すことができると考えられているのです。

何百年にもわたって、キリスト教の聖職者たちや仏教の僧侶たち、占星術師などは水晶と宝石には不思議な癒しの力があると考えてきました。また、民間療法で宝石が使用されたという記録は数多く残されています。たとえば、ブルー・サファイアの癒しの力に関しては、多くの文献や言い伝えがあります。P・C・ルニア博士の論文「Sapphire : A Miracle Gem」によると、かつてはブルー・サファイアをこめかみに当てておくと、鼻血が止まると信じられていました。ブルー・サファイアは痛みを治すだけではありません。たった一度、ブルー・サファイアで触れるだけで、悪性の吹き出物から毒が放出されるとも信じられていたのです。19世紀のオカルト著作家、フランシス・バレットはブルー・サファイアを腫れてきたところにこすり付けると、この宝石が病気の毒を吸い出してくれると主張しました。インドと中東では、ブルー・サファイアを身につけている人は、災いから守られ、頭痛もやわらぐと考えられていました。

今日、水晶療法と宝石療法を実践する人は、石を身につけたり、家の中に置いたり、持ち歩いたりします。なかには、宝石を使って「万能薬」を調合するような人もいます。黒死病の流行のときにトパーズが使われたのと同じ話です。この「万能薬」は身体に塗りつけることもありますし、点滴器で、患者の舌の下に垂らしてやることもあります。また、直接飲み込んでもよいのです。

＋黄金に輝く「尿」を使う治療法＋

読者のみなさんがぜん息やアレルギー、にきびに悩まされていて、お金のかからない、すぐにできる治療を探しもとめているならば、ご期待の治療は身近なところで見つけられます。そう、トイレにあるのです。何百年も昔から、洋の東西を問わずに、医療目的で尿の使用を支持する医療者がいるのです。これは「尿療法」、あるいは「自己尿療法」として知られています。

尿療法では、患者は自分の尿を飲んだり、肌にすり込んだり、そのにおいをくんくん嗅いだり、はたまた尿を注射したりします。さらに、尿を浣腸液として使用することもありますし、点眼薬や点耳薬として用いることもあります。そもそも尿は大部分が水であり、少量の尿素や塩分、アンモニア、ほかにも数百の成分が含まれています。尿療法の支持者は、尿には血液や細胞組織を浄化する効果があり、この療法によって、身体が尿に含まれる有用な栄養成分やホルモン、酵素などを「再吸収」することができると考えています。支持者たちは、その再吸収によって自己免疫の効果が生み出され、それはワクチンの効果と同じだと信じているのです。

現在までのところ、尿療法の効能を実証したり、反証したりするきちんとした科学的な研究は実施されておらず、多くの人びとが尿療法を疑いのまなこで見ています。しかし、インドでは、この療法が何千年もの昔から実践されていますし、今日でも、ヒンドゥー教徒の民間療法では、広く使われています。インドをはじめ、世界中にいる尿療法の支持者たちは、風邪やのどの炎症、ぜん息、アレルギー、皮膚の症状、潰瘍、消化器の症状、食欲不振、アルコール依存症など、さまざまな病気が尿療法で治療できると主張しています。がんやエイズもこれで治ると言っているのです。

第1回世界尿療法会議が1997年にインドで開催されました。第2回は1999年、ドイツでの開催でした。第3回の会議はブラジルで、近々開催される計画です（2003年、開催済み）。尿療法の実践に専心して取り組んでいる尿療法ネットは、アムステルダム旧市街に基盤があるのですが、そこのウェブ・サイトには、次のように書かれています。「国際会議は尿療法発展への理解を深め、医師など健康の専門家と一般大衆に尿療法を広め、尿療法の専門家同士で知識と経験を交換することを目的とするものです」

尿療法を実践している人びとはアメリカ合衆国にもいます。雑誌「コスモポリタン」2002年8月号の記事「6 Beauty Lies（and 5 Surprising Truths）」には、尿が肌に潤いを与え、アクネ菌をやっつける性質を持っていると書かれています。記事には、ほ乳類の尿に見られるタンパク質である尿素が、多くのローションに共通して含まれる成分であるという指摘もあります。しかし、実際のところ、化粧品に入っている尿素はヒトの尿や動物の尿から採取したものではありません。化学的に合成されたものです。

医療の革新

深刻な病気は医療従事者を手こずらせます。何年も治療法が見つからないと、医師たちはとにかく、何でも試してみようということになります。即興で試しにやってみたことが医療の歴史における重大な発見につながることもあり、治療法そのものより、その治療法がどのように発見されたかという話のほうが私たちの関心を引くということもあります。この章では革新的な発見の例として、天然痘のワクチン、糖尿病治療薬のインシュリン、アレルギー反応のメカニズムの3つを取り上げることにします。これらの治療法は一般的なものになり、私たちも当たり前の治療法として受け取っています。しかし、これらの発見に関わる実験が行われた当時は、まったくもって過激な実験であると考えられていたのです。

＋ベーコンをおさえておくんだ＋

ハエウジ病（蝿蛆病）はとくに不快な症状の病気で、ハエの幼虫が皮膚から侵入し、ヒトの皮一枚下のところでウジが生息するのです。ウジは皮膚のすき間を通して呼吸しており、肉眼でも注意して観察すると、ウジがぴくぴく動いているのを見ることができます。

ウジはヒトの身体をどんどん深く掘り進んでいくことができるので、ハエウジ病は近年まで治療の難しい病気でした。ロバート・M・ヤングソンの『Medical Curiosities』によると、ボストンのマサチューセッツ総合病院の医師たちが新しい有効な治療法を発見したのは、1993年のことです。その新しい治療法ではウジ虫の好物であるベーコンを使います。生のベーコンの脂身を皮膚に当てておくと、3時間もしないうちにウジ虫が姿を現わすので、医師はピンセットでウジ虫を捕まえ、患者の身体から引っ張り出すことができるようになります。ヤングソンはこの治療法について書いているイギリスの医学誌「ランセット」編集者の言葉を引用しています。「ベーコンは使用後に、必ず廃棄しなければなりません」

＋天然痘のワクチン＋

1796年、イギリスの科学者で、外科医でもあるエドワード・ジェンナーは、歴史上もっとも恐ろしい病気のひとつ、天然痘のワクチンを偶然にも発見しました。ジェンナー医師は「牛痘に感染したものは天然痘に感染しない」と広く信じられていることに気づいていましたが、これはまだ実証されたわけではありませんでした。牛痘とはウシとの接触で容易に感染する比較的、無害な病気です。

ジェンナー医師はリスクの高い実験を行うことを決めました。サラ・ネルムズという名の乳しぼりの女性がいました。女性の手には牛痘による病変があったのです。ジェンナー医師は手の病変から標本を採取して、それを8歳の少年、ジェイムズ・フィップスの皮膚に注射しました。少年には発熱などが見られましたが、症状は穏やかで、深刻な状態になることはありませんでした。

数週間後、ジェンナー医師はかわいそうに、ジェイムズ少年に天然痘のウイルスを注射しました。18世紀の人びとは眉をひそめなかったとしても、現代人ならば、ぞっとする展開です。幸いなことに、ジェイムズ少年は天然痘に斃(たお)れることなく、こうして、ヒト牛痘バクテリアに由来する天然痘ワクチンが誕生しました。

＋アレルギーの本性＋

「Nova Online」のレクシー・クロックの記事「Accidental Discoveries」によると、アレルギーへの現代的対処法が生み出された功績の一部は、フランスの生理学者、シャルル・ロベール・リシェ（1850〜1935）に帰されるといえるでしょう。

リシェはイヌにイソギンチャクの触手の毒を投与する実験を行っていました。何日間か、嘔吐、ショック、意識の喪失などのアレルギーに関連する症状を呈してから、実験対象となったイヌの一部が死亡したのは、何も不思議なことではありません。しかし、死亡するのが当然であるような実験にも、何とか生き残るイヌが出てきたのです。

数週間後、リシェは生き残ったイヌに再度、イソギンチャクの毒を注射しました。今度も、イヌは毒にアレルギー反応を示しました。しかも、注射してからほんの数分で、アレルギー反応が出てきたのです。注射の直後に死亡したイヌも、何頭かいました。

「イソギンチャクの毒をくり返し投与される度に、イヌのアレルギー反応がだんだんと激しくなっていく」、リシェはこのことに気づきました。それがアナフィラキシー・ショックに見られるような、アナフィラキシーのメカニズムの発見につながりました。リシェは「アレルゲンにさらされ続けることによって、アレルゲンへの免疫がしだいに失われ、逆に、アレルゲンへの感度が増すのだ」と考えました。1913年、リシェはアレルギーと免疫の分野でのさまざまな発見により、ノーベル賞を受賞しました。

インシュリンと糖尿病

1923年、内科医のフレデリック・G・バンティング博士とトロント大学のジョン・J・R・マクラウド教授は共同でノーベル生理学・医学賞を受賞しました。糖尿病治療のインシュリンを発見した功績が認められての受賞です（実際は、マクラウド教授はインシュリンそのものに関する研究を行っていませんでした。バンティング博士はインシュリン研究における本当の共同研究者、チャールズ・H・ベスト〈カナダの内科医〉が受賞対象からはずされたことを怒っていました)。

レクシー・クロックの「Accidental Discoveries」によると、バンティング(とベスト)の業績が可能であったのは、その何年も前に、ある偶然の発見があったからだといいます。インシュリンの発見にさかのぼること、30年ほども前のある偶然の発見がなかったならば、インシュリンの発見も可能ではなかっただろうというのです。クロックが書いているように、1889年、2人のドイツ人医師、ヨーゼフ・フォン・メリングとオスカー・ミンコフスキーは膵臓と消化作用の関係を研究しようとしました。その2つの関係をあきらかにするために、2人の医師は健康なイヌから膵臓を取り除きました。数日後、イヌの尿にハエがたかっていることに気づきました。尿を検査すると、尿には糖が出ています。糖尿病の徴候です。ここから、2人の医師は膵臓が取り除かれたせいで、イヌは糖尿病にかかったのだと結論づけました。健康な膵臓では、身体の糖のレベルをコントロールする物質が分泌されているということがわかったのです。この話の細かな部分は、もしかすると、うわさ話の域を出ないものかもしれません。しかし、事実に変わりはありません。アレルギーの話の場合と同様に、偶然の発見が医療における何百万もの人びとの生命を救うことになる飛躍的な発展につながったのです。

医療が悪の手中に落ちるとき

　今日、インシュリンという水溶性のホルモンは、糖尿病患者にとっての天からの賜物です。しかし、インシュリンは間違った人の手に渡ったり、不適切な状況で使われたり、投与の量を誤ったりするならば、たちまち「インシュリン・ショック」につながります。「インシュリン・ショック」の場合、低血糖、嘔吐、吐き気、低血圧、ショック症状、昏睡状態などの症状が出て、最終的に死に至ります。実際、インシュリンを使った殺人事件が数多く記録に残っており、たとえば次のような事件がありました。「法廷テレビ」（アメリカのケーブルテレビの番組）のマット・ビーンが取材した2003年2月6日の記事によると、トニカ・ジェンキンスという27歳のクリーブランド在住の女性がメリッサ・ランサムを殺したとして逮捕されました。2001年4月21日、ジェンキンスは殺害目的で、ランサムにきわめて危険な量のインシュリンを注射したとされたのです。インシュリン注射は所期の目的を果たさなかったので、ジェンキンスはいとこのカイル・マーティンにお金を払って、レンガでランサムを殴らせました。

　ランサムにとって幸いなことに、この代替策も成功しませんでした。ランサムは死んだものとして置き去りにされましたが、何とかケンタッキー・フライド・チキンの店にはって行き、助けを求めることができたのでした。

第3章

寄生虫――歓迎されざるお客たち

世界中、ほとんどすべての人間が寄生虫のような居候か、そのまた居候か、どちらかだ。それ以外の人間など、ほとんどいない。

――ベン・ジョンソン

「寄生」という言葉は、決して好ましい事柄を意味しません。肯定的な寄生など存在しないのです。たとえば、株の配当に「寄生される」とは言いませんし、魅力的で会話も面白い独身者がパーティに「寄生する」とも言いません。私たちが「寄生される」と言うのは、ノミだったり、ゴキブリだったり、ネズミの類だったりするのです。いずれにしても、不愉快な小さな生物に対して使います。また、私たちはずっともっとやっかいで、ずっともっと小さな生き物に寄生されることもあります。今まさに、あなたの身体にそういった小さな生き物が侵入してきているにもかかわらず、何も気づかないことだってあるのです。こうした生き物は、あなたの身体の表面に棲みつく場合もありますが、あなたの身体の中に棲みつく場合もあるのです。

さあ、寄生虫の世界へ、ようこそ。

私たちはたいてい、寄生虫のことなど気にして考えたりしません。寄生虫はどこか遠く離れたところで、自分以外のほかの誰かに生じるものだと考えているからです。衛生状態が標準以下の第三世界の国々や、経済的に苦しくて、髪も満足に洗えない家庭の話だろうと思いがちなのです。

たしかに、第三世界や貧困世帯のほうが寄生虫がはびこっているでしょう。しかし、それ以外の地域の人も寄生虫が気がかりで眠れなくなるというところに差しかかっているのかもしれません。読者の目を見張らせる（そして、ムカムカさせられる）、アン・ルイーズ・ギトルマンの驚くべき著書『Guess What Came to Dinner？ Parasites and Your Health』には、次のように書かれています。「今日、アメリカ人は、顕微鏡でしか見えない本当に小さな微生物から1フィート（30・48センチ）もあるサナダムシまで、130以上のさまざまな種類の寄生虫の宿主になっています」。実際、寄生虫は何百万ものアメリカ人を冒している無症状の感染症であると考える専門家もいます。それが結果として、疲労からがんまで、ありとあらゆる症状につながると言うのです。ギルトマンの著書によると、寄生虫とエイズは関係があるとまで言っている学者もいるそうです。たとえば、アメーバ赤痢への罹患原因は、汚染された食べ物や水を通じて赤痢アメーバ嚢子（のうし）を摂取してしまうことにあるのですが、これを発症すると、免疫細胞が破壊されます。免疫細胞は通常はＨＩＶウイルスを飲み込んでくれるのですが、それが破壊されてしまうので、身体中にウイルスが拡散することになるのです。

この章では、ギョウチュウからシラミまで、いろんな種類の寄生虫が人体に寄生してきた歴史を振り返りながら、私たちを苦しめてきたいまいましい寄生虫をいくつか紹介します。

簡単寄生虫ガイド

寄生虫はみずからの生存のために宿主を必要とする生物で、その大きさは非常に小さなものから始まって、実にさまざまです。ギトルマンによると、寄生虫は「その形態、作用、繁殖能力に従って、分類される」そうです。線虫類（カイチュウ、ギョウチュウ、コウチュウ）、条虫類（サナダムシ）、吸虫類（キュウチュウ）、原生動物（単細胞の微生物）に分類されます。

寄生虫は宿主の体内に侵入して、腸に棲みついたり、体内中を移動したりします。宿主の皮膚や口、足裏を通って、体内に侵入してくるのです。寄生虫はいろいろな場所に見られます。肉や野菜、土壌、排泄物などにも、寄生虫がいることがあります。汚染された食べ物を生のまま、あるいは、加熱が不十分な状態で摂取すると、寄生虫のタマゴや幼虫まで一緒に摂取することになります。タマゴは空気中を運ばれてきて、呼吸器系統を通じて摂取されることもあるのです。

寄生虫の体内侵入で何らかの症状が出ることもありますし、症状が出ないこともあります。症状の有無、そして症状がある場合に、それがどのような症状になるかということは、寄生虫がどのような仕方で、また、どの程度宿主に寄生しているのかということによって変わってきます。考えられる症状をいくつかあげると、下痢、腹痛、嘔吐、赤痢、体重の減少、貧血となります。症状の程度は、軽い場合から生命にかかわる場合までさまざまです。また、寄生虫は、長期間検出されずに、宿主の体内に棲み続けることもありますし、宿主の排泄物に出てくることもあります。

考古学者たちの発見した排泄物の化石から、寄生虫にはヒトを苦しめ続けてきた誇るべき長い歴史があるということがわかります。人間や動物の排泄物の化石を研究する考古学者は、排泄物の中にどのような寄生虫が見られるかということに基づいて、太古の社会の医療史を再構成することができます。科学者たちは寄生虫の分析から、人びとがどんなものを食べていたのか決められますし、また、多くの病気がどんなふうに進化して、どんなふうに広まってきたのかを理解することもできるのです。

病理生態学者のカール・ラインハードが「ディスカヴァー」誌とのインタビューで語っているように、寄生虫がはびこるようになった要因のひとつは、都市化にありました。狩猟・採集社会では、寄生虫症の事例は少数で、ほとんどが昆虫を食べることによるものでした。しかし、人びとが共同で密集して生活するようになるとき、隣人として互いに集まってくるのは、必ずしも人間だけではありません。寄生虫にも同じことがいえるのです。寄生虫まで私たちの「隣人」になってしまうのは、人間が集まって生活するようになると、排泄物もそれまでとは違って、一カ所に集められるようになるからです。排泄物の取り扱い方が変わるということに、寄生虫のはびこる原因の一部があったことは間違いありません。ラインハードは、およそ1万年前に、アナサジ族として知られるプエブロの人びと（訳注9＝アメリカの先住民）がほら穴で村を形作りはじめたとき、ギョウチュウの感染レベルが100パーセント近くになったと言っています。

ラインハードは次に、村落が川沿いに移動しはじめたときのことを説明しています。人びとが川べりに共同体を形成するようになると、ベンチュウやカイチュウ、コウチュウなどの寄生虫が増加しました。おそらく、川が人間の排泄物で汚染されるようになったせいだと考えられます。これに関連して、「Mummy's Ruin ? Health Hazards and Cures in Ancient Egypt」という論文があります。そこで、著者のジョイス・M・ファイラーが書いているように、エジプト人はナイル川の川べりに定住し、川の水を飲み水や調理、洗濯などに使用しましたが、灌漑用水路を流れる水は寄生虫の繁殖する場所でもあったのです。繁殖した寄生虫は人間が水に入ったときに、足から人体に侵入したのでしょう。寄生虫は人間の血液にタマゴを産みつけ、タマゴが孵化（ふか）すると、人体の中でいろんな臓器に移動できるようになります。その結果、宿主とされた人間は、大きなダメージを与えられ、さまざまな病気にかかりやすくなってしまうのです。

もうひとつ歴史的に見て、寄生虫がはびこるようになった要因に、動物の家畜化があげられます。動物の家畜化のせいで、「宿主転移」という現象への道が整えられたのです。「宿主転移」とは、今まで動物のみを宿主としてきた寄生虫が人間をも宿主にできるようになり、人体に入り込んでくるようになる現象のことです。

カール・ラインハードによると、さらにもうひとつ、寄生虫による恐ろしい病気の蔓延につながったと考えられる歴史上の事件がありました。それはレンガ造りの住宅が建築されるようになったことです。シャガス病（ブラジル睡眠病）の原因は原生動物で、それが腸管に入り込んでくると、排泄ができなくなります。シャガス病の原因となる原生動物はレンガ造りの住宅が建てられる以前までは、人びとの周りにいませんでした。この原生動物はレンガの住宅が大好物なのです。学者たちは腸にサッカー・ボールほどの大きな便のかたまりがあるミイラを何体も発見しています。このミイラは便を排泄することができずに、ゆっくりと死に向かっていったのでしょう。そして、その死は苦しいものだったに違いありません。しかし、残念ながら今日でも、シャガス病はなくなっていません。大部分は、南アメリカで見受けられます。

さまざまな研究からしても、また、個人の実体験からしても、大多数のアメリカ人は身体の中に何らかの寄生虫を抱えているようです。寄生虫は深刻な問題になる可能性があります。とくに子どもの場合は、免疫系が成人より敏感なので心配です。『Guess What Came to Dinner ?』の序文でオマール・M・アミンが書いているように、およそ5千万人のアメリカの子どもたちが何らかの寄生虫に寄生されていると推定されるのです。

寄生虫が拡散する要因としては、海外旅行や保育所での子ども同士の接触のリスク、水源の汚染などがあげられます。ペットも問題です。ペットは一般的に寄生虫を媒介するものです。ギトルマンの著書によると、動物から人間に感染する可能性がある感染症数は240もあり、そのうちネコが原因となるものが39、イヌが原因となるものが65あります。子どもや妊婦、免疫不全症の患者は、とくに、寄生虫症に注意しなければなりません。イヌやネコに寄生するカイチュウやコウチュウ、ネコによって媒介されるトキソプラズマ症などが危険です。

寄生虫に関するぞっとする話は、実にたくさんあります。ある女性が排泄したコウチュウはカップ3杯でもおさまらなかったそうです。女性は結腸洗浄の処置を受け、排泄されたコウチュウはすべて体長が6インチ（約15センチ）にもなる灰色の気味の悪いものでした。また、別の女性は太陽が顔を出すたびに、必ず「虹」が見えると言って、助けを求めました。彼女の目の網膜には寄生虫がいることがわかりました。さらにまた、こんな女性もいました。風呂からあがったとき、彼女はお湯に小さなウジ虫のような寄生虫が浮かんでいるのに気づきました。同じ寄生虫は彼女の尿にも姿を現わしたのです。

寄生虫に関しては、やはり気分が悪くなるような、もっと実証的な話もあります。あるウェブ・サイトの記事「It Could Happen to You or Someone You Love」にまとめられているAP通信やABCのニュースなどによると、1993年には水道水の寄生虫のせいで、ウィスコンシン州ミルウォーキーの40万の住民が具合が悪くなり、そのうち100名が死亡しました。1994年には、ある男性のお腹にサナダムシに似ている謎の寄生虫が入り込み、肝臓の4分の3を食われて、その男性は死亡しました。1997年、10歳のカリフォルニア州の少年はサナダムシが脳に寄生し、それが原因で脳卒中を発症しました。また、フィエステリア・ピシシーダ、別名「悪魔の藻」という寄生虫のせいで、デラウェア州からアラバマ州まで、10万匹もの魚が死に、泳いでいた人間もその魚殺しの寄生虫に襲われました。1996年と1997年には、1千人以上のアメリカ人がシクロスポーラ（サイクロスポーラ）という寄生虫のせいで病気になりました。寄生虫症が爆発的に発生したのは、人びとがグアテマラ産のラズベリーやレタス、そして、おそらく、バジルを食べたせいではないかと言われています。

しかし、報告されている事例の大多数がそうであるように、寄生虫症がよく発生するのはアメリカ合衆国ではなく、衛生の水準が低い地域のほうです。あなたがたまたま、そういった地域に滞在しているならば、また、そういった地域に滞在していないとしても、寄生虫に汚染されないために守るべき基本原則があるので、ぜひ確認してみてください。

・屋外の風呂を使わない。
・動物や人間の排泄物で汚染されている可能性のある土壌との接触を避ける。
・おむつは適切な仕方で衛生的に処理する。
・入浴後は、手をきちんと石鹸で洗い、水で流す。
・食べ物を取り扱う前には、手をきちんと石鹸で洗い、水で流す。
・生の野菜と果物は食べる前に、よく洗い、皮をむき、加熱調理する。
・下水設備と衛生状態が劣る国に滞在している場合、汚染されている可能性のある食べ物は食べない。汚染されている可能性のある水を飲んだり、また、そのような水を使った風呂に入ったりしない。

実際に寄生虫に感染した場合の最善の対処法は、早急に医師に診てもらうことです。医師から薬を処方してもらわなければなりません。残念ながら、寄生虫症はその初期には発見が難しく、また、寄生虫が人体に入り込んで根づいてしまうと、今度は処置が難しくなります。寄生虫はある期間、腸内に棲みつくものなのです（すべての寄生虫がそうだというわけではありませんが）。

人間などを宿主とするよく知られる寄生虫からいくつか選んで、見てみることにしましょう。

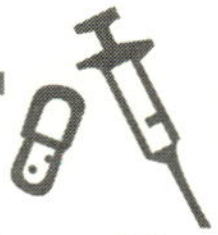

男性読者のためのメモ

「the Scientific American」のウェブ・サイトに掲載された２００２年９月20日の記事では、スコットランドのスターリング大学のある研究を紹介しています。その研究によると、寄生虫はしばしば、多くの生物種において、メスではなく、オスのほうを宿主に選ぶようだというのです。この「特別待遇」の結果として、オスのほうが寄生虫症の死亡率が高くなります。研究者はいわゆる、「男らしさ」がこの現象の理由になっているのかもしれないと言っています。すなわち、寄生虫はオスの大きな身体に惹きつけられるのかもしれないというのです。ほかの大学の研究者たちも認めたように、これは人間の場合にも当てはまるのでしょう。実際、アメリカ合衆国のような医療ケア先進国でも、マラリアなどの寄生虫症による死亡者は男性が女性の２倍にもなります。

＋ギョウチュウ＋

「エンテロビウス・ヴェルミクラリス」としても知られるこの小さな寄生虫は、残念ながら、アメリカ合衆国ではごく普通に見られる寄生虫です。ギョウチュウに寄生されるのは、食べ物や水、ほこりを通じて、ギョウチュウのタマゴも一緒に摂取してしまうからです。すでに寄生されている人との接触によって、ギョウチュウのタマゴを摂取してしまうということもあります。タマゴは飲み込まれると、人体の中で成長し、腸に棲みつきます。夜になると、ギョウチュウのメスが肛門からはい出てきて、肛門の近辺にタマゴを産みつけます。このせいで、ひどいかゆみが生じるのです（シーツとパジャマを焼き払って、狂ったマクベス夫人〈訳注10＝シェークスピアの四大悲劇のひとつ、『マクベス』の登場人物〉のように、ぶつぶつと呪いの言葉をつぶやきながら、3時間でもシャワーを浴びていたいという衝動にも駆られることでしょう）。排便後に、大便の中に小さな白い虫が見えることもあります。それがほかの白いものと区別できるのは、ギョウチュウのほうは、うごめいているからです。

＋コウチュウ＋

あなたの腸壁にかぎ爪のような歯でしがみ付いて、血を吸っている寄生虫を想像してみてください。これがあの名高いコウチュウで、漢字で表記すると「鉤虫」ですから、まさにかぎ爪を持っている寄生虫です。アメリカコウチュウやズビニコウチュウが知られています。

コウチュウの幼生は土の中に棲息しており、実際、人間の皮膚を食い破ることができます。幼生は血流に乗って、肺や気管に達し、腸に棲みつきます。腸で成体になると、ドラキュラのように血を吸いはじめるのです。

コウチュウがごく一般的に見られるのは、アメリカ合衆国ではなく、熱帯の国々です。ただし、たとえアメリカ合衆国で生活しているとしても、裸足で汚染された下水の中を歩くのはやめておかなければなりません。アメリカ合衆国でコウチュウ症に感染する一番の方法が、裸足で下水道を歩くことなのですから。

ギトルマンの著書には、「コウチュウは人体の中で15年も生きながらえることがある」と書かれています。

トキソカラ症

多くの親御さんは幼いわが子がゴミ箱の中身をふざけて飲み込もうとする場面に出くわし、びっくりしたことがあるのではないでしょうか？　しかし、子どもにそんな癖をつけさせないほうがよいというのには、本当のところ、もうひとつ別の理由もあります。それは、トキソカラ症です。

イヌカイチュウやネコカイチュウのようなトキソカラ属のカイチュウは、好んでイヌやネコなどのペットに寄生します。ペットはゴミ箱のところにも行きますし、庭にも出ます。ペットの排泄物のあるところに、カイチュウのタマゴも一緒に排泄されるのです。たまたま、排泄物（あるいは、ペットのトイレに敷かれている砂）に触れてしまい、しかも、うかつにもその手で自分の口などを触ってしまった場合、ペット同様に、あなた自身もトキソカラ属のカイチュウのタマゴに汚染されたことになります。タマゴは腸で孵化し、幼虫になり、肺や肝臓など身体のいろんな部分に移動します。ときには目や脳に入り込むこともあります。カイチュウが目に入り込むと、一時的に目が見えなくなることがありますし、場合によっては、失明に至ることもあります。また、脳に入り込んだときは、それが癲癇（かんしゃく）の原因になることがあります。

トキソカラ症が疑われるときは、すぐに医師の診察を受けなければなりません。血液検査で病気がはっきりするはずです。トキソカラ症は投薬で治療可能です。しかし、まれにはトキソカラ症が目に及んで、治療が難しくなることもあります。目へのダメージが進行するのを食い止めるために、さまざまな医療処置を施さなければなりません。

＋カイチュウ症＋

カイチュウ症とは人間やブタなどに感染するカイチュウ属のカイチュウによる病気です。カイチュウ属のカイチュウは小腸に棲みつき、メスは体調12インチ（約30センチ）にもなります。オスはもっと小さいようです。

カイチュウ症はヒトが感染するもっとも一般的な寄生虫症です。およそ4人にひとりが生涯のどの時期かにこのカイチュウ症にかかります。カイチュウ症はアメリカ合衆国ではまれで、発生するとすれば、南東部の農村部になります。カイチュウ症は熱帯や亜熱帯の国々で、下水設備と衛生状態が貧弱な場合によく見られるのです。カイチュウ症はそれを患っていても、症状が何も出ない場合もあります。しかし、深刻な場合は、腹痛の症状が出ます。腸閉塞になることもあります。まだ成体になっていないカイチュウが肺に入ると、せきなどの呼吸器にかかわる症状が出ることがあります。

いくつかの事実を確認しておくと、まず、カイチュウ症の発症に至る通常の感染経路は、汚染された食べ物や飲み物の摂取に始まります。下水設備が整っていなくて、衛生状態が悪いということも、一因となります。人間の排泄物を肥料に使うのも問題です。ブタの糞を原料とする肥料も心配のタネで、ブタがカイチュウ症にかかっていて、たまたま汚染されたブタの排泄物が農作物の肥料に使われると、カイチュウ症はブタから人間へと広がっていくことになります。読者のみなさんが来年、家庭菜園に肥料を使うときは、ぜひ、効果絶大といわれる有機肥料の「ミラクル・グロウ（訳注11＝アメリカの肥料・園芸用品大手スコッツ社の商品）」にしてください。

大便のサンプルを医師のところに持ち込むことで、カイチュウ症かどうかの診断ができます。せきと一緒に寄生虫が出てきたり、大便とともに寄生虫が排泄されたりした場合は、必ずその寄生虫も一緒に、医師のところに連れていかなければなりません（これは冗談ではありません。実際、寄生虫が排泄されることがあるのです）。通常は服薬をくり返すことで治療できます。

＋センモウチュウ症＋

疾病管理予防センターのウェブ・サイトによると、1995年、ある男性がアイダホ州エルク・シティの近郊で、クーガー（ピューマ）を仕留めました。男性は狩猟の獲物を持ち帰り、それでジャーキーを作りました（グルメな読者のために、ジャーキーのレシピを紹介しておきましょう。クーガーの肉を食卓塩で作った塩水に漬けます。そして、燻製器で燻煙するのです）。不運にも、燻製器は望ましい温度に達しませんでした。「温かい」という程度ではダメなのです。それ以上の温度でなければなりません。しかし、男性はとにもかくにも、ジャーキーを食べました。また、14人の幸運な人たちにもその干し肉を配りました。

数週間のうちに、男性はセンモウチュウ症を発症しました。ジャーキーを受け取った14人のうち、9人も同様にセンモウチュウ症にかかりました。ジャーキーはワシントン州スポケーンの聖心メディカル・センターで検査した結果、センモウチュウ（トリキネラ・スピラリス）の幼生が含まれていることが判明しました。

センモウチュウ症は英語でtrichinosisないしは、trichinellosisです。つづりが似ているからといって、トリコチロマニー（抜毛症、抜毛癖、毛髪抜去癖 trichotillomania）と混同しないでください。センモウチュウ症はトリキネラ・スピラリスを原因とする危険な病気です。感染源として疑われるのは、通常、生煮えのブタ肉や狩猟の獲物の野生生物です。それにたまたま、センモウチュウの幼虫が含まれていることがあるのです。センモウチュウの幼虫はシスト（嚢子）と呼ばれるカプセルに包まれています。

センモウチュウ症の初期症状は、腹部の不調、嘔吐、吐き気、下痢、疲労、発熱などで、汚染された肉の摂取から1、2日後に現われます。第2段階の症状が筋肉痛、関節痛、頭痛、高熱、悪寒、せき、目の腫れ、皮膚のかゆみ、便秘（逆に、下痢がひどくなることもあります）などで、こちらは発症までに2～8週間かかることもあります。深刻な場合、センモウチュウ症は急性の心不全や髄膜炎のような症状を併発することがあります。センモウチュウ症は命にかかわる場合があるのです。症状がどの程度、深刻なものになるかということは、主として、寄生しているセンモウチュウの数によって変わってきます。病状が軽いときは、症状が自然と消えていくこともあります。その場合は、センモウチュウ症で症状が出ていても、風邪や何か一時的な体調不良のせいだろうと考えられてしまうかもしれません。センモウチュウ症のリスクがあるのは、生の肉や加熱不十分の肉を食べる場合で、とくに、ブタ肉には気をつけなければなりません。クマやヤマネコ、イヌ、ウマ、キツネ、オオカミ、アザラシ、セイウチの肉も危険です。

歴史を振り返ってみると、野生生物の肉の危険性を示すうってつけの事例があります。1897年、探検家のサロモン・アウグスト・アンドレーは、気球で北極への遠征に出発しました。アンドレーと2人の隊員は初の北極点横断を目指していたのです。しかし残念ながら、行程の途中で気球にいくつもの問題が生じ、着陸せざるを得なくなりました。伝えられているところでは、アンドレーをはじめとする一行は絶望的な状況に陥ったにもかかわらず、何とかホッキョクグマを仕留め、やっとの思いで、本物の食べ物にありつくことができたのだそうです。

数年後、ある船の乗組員たちが、アンドレーたち3人の骨を発見しました。そこにあったアンドレーの日記からすると、3人は生のホッキョクグマの肉を食べたせいで、センモウチュウ症に斃(たお)れるはめになったようです。

幸いなことに、今日では、私たちはホッキョクグマの肉を食べたり、燻煙が不十分なクーガーの肉を食べるようなばかげたことはしません。しかし、センモウチュウ症が疑われる場合は、できるだけ早く、医師に診てもらわなければなりません。血液検査や筋肉の生体組織検査を受けなければならないのです。

センモウチュウ症にかからないように、疾病管理予防センターでは次の6項目を推奨しています。

・すべての肉と肉製品は内部の温度が華氏170度（摂氏72～73度）になるまで、あるいは、流れ出る肉汁が透明に澄んでくるまで、加熱調理する。
・ブタ肉とブタ肉製品は厚さ6インチ（約15センチ）以下に薄切りして、20日間、華氏5度（摂氏マイナス15度）以下で冷凍する（寄生虫を殺すため）。
・狩猟で獲った野生生物の肉は、長期間冷凍しても、寄生虫が死なない場合があるので、完全に加熱調理しなければならない。
・家畜や野生生物の肉（ネズミの肉を含む）は、センモウチュウ症にかかっている可能性があるので、生の状態や加熱不十分な状態では食べない。
・自家製のひき肉を作る場合には、肉をひく道具を完全に清潔にする。
・塩漬けの肉、干し肉、燻製の肉、電子レンジで調理した肉は寄生虫が完全に死滅していないかもしれないので、注意する。

＋サナダムシ＋

有名なオペラの歌姫、マリア・カラスは誰もが知っているように、「体重の悩み」を抱えていました。彼女はその問題を解決するために、あらゆる種類の急激なダイエットと利尿剤を試していました。1953年も終わろうかというころ、ようやくその効果が出てきました。その後、2、3年のうちに、カラスは66ポンド（約30キロ）も減量し、体重は210ポンド（約95キロ）から144ポンド（約65キロ）になったのです。彼女の美しさの秘訣は何だったと思います？　それは、「サナダムシ」だったのです。この事実はいわゆる「urban legend」のウェブ・サイトで熱く論じられていますが、その核心部分は今でも認められているところです。つまり、サナダムシはほかにさまざまな方法がある中でも、とりわけ劇的な減量につながるのです。

好んでヒトに寄生し、宿主が食べたものをエサにする大型のサナダムシ（ジョウチュウ・コウチュウ）には、主に3種類あります。すなわち、サカナ・サナダムシ（コウセツレットウジョウチュウ「広節裂頭条虫」）、ウシ・サナダムシ（カギナシサナダ「無鉤条虫」）、ブタ・サナダムシ（カギサナダ「有鉤条虫」）の3種類です。もうすでに予想がついていると思いますが、もっともよくある感染原因は、サナダムシの幼虫を含む肉や魚を生の状態や加熱が不十分な状態で食べることです。幼虫はヒトのお腹に入ってくると、大きくなって、成虫になります。ときには体長が20～30フィート（6～9メートル）にもなることがあります。もっと長くなることもあります。

サナダムシはきわめて効率のよい生き物です。サナダムシは両性具有、雌雄同体で、実際に自家生殖が可能です。扁平な長い体は片節に分かれており、それぞれの片節に精巣と卵巣が両方とも備わっているのです。サカナ・サナダムシの体は何千もの片節からできており、1日のうちに100万個以上のタマゴを産むことがあります。

ウシ・サナダムシやブタ・サナダムシにたたられると、食欲が旺盛になるのを感じるでしょう。結局、あなた自身の分とサナダムシの分、2人分を食べることになるのですから！　また、ウシ・サナダムシは宿主の肛門からもぞもぞとはい出てくることがあります。ウシ・サナダムシの長い体の全部ではなく、一部がはい出てくるのですが、それでムズムズするので、自分がサナダムシに寄生されているとはっきりわかることになります。ここまでくれば、恐怖で悲鳴をあげながら、医師のところに駆け込むことになるでしょう。幸いなことに、駆虫薬・虫下しを1回服用すれば、サナダムシを駆除することができます。

ぞっとするほど長いサナダムシが人体に棲みついたという話は数多くあります。ヒトから排泄された最長のサナダムシは33メートルともいわれています。私は「33メートル」というこの話が本当かどうか、確認できませんし、最長のサナダムシが寄生していたという幸運な人が誰なのかも確認できませんでした。でも、いくつかのウェブ・サイトには、ある面白い話が出ています。それによると、ミシシッピー州グレイト・グリッツのサリー・メイ・ウォレスさんは、サナダムシの記録を持っているのは自分だと信じて疑わなかったそうです。1991年9月5日、医師たちはウォレスさんから37フィート（約11メートル）もの長さのサナダムシ（途中で切れていません）を引っ張り出しました。「20フィート（約6メートル）くらいのが私の口から出てきたとき、私は記録を作ったんだわって思いました。本当に喜びでいっぱいでした」とウォレスさんは言っています。

＋ジュウケツキュウチュウ（住血吸虫）病＋

キュウチュウ類はサナダムシと同様に扁形動物の一種で、ジュウケツキュウチュウ病として知られる恐ろしい症状を引き起こすことがあります。ジュウケツキュウチュウ病は真水に住む貝類を媒介にして、人間へと伝染します。

ジュウケツキュウチュウ病に感染するのは、主に発展途上国において、湖や運河、塩素消毒していないプールで泳いだり、水遊びをしているときに、貝類からジュウケツキュウチュウに体内侵入されてしまった場合です。世界中では、数億人がジュウケツキュウチュウ病に感染していると考えられますが、アメリカ合衆国では見られません。症状としては、発熱や筋肉痛、下痢などとともに、「スイマー・イッチ」があります。「スイマー・イッチ」（沼地皮膚症）とは、キュウチュウ類が皮膚から入ってきた箇所がかゆくなる炎症です。キュウチュウ類が膀胱や肝臓に入り込んでしまうと、それらの臓器に長期間にわたるダメージが生じることもあります。

あなたがジュウケツキュウチュウ病の発生している国に滞在し、運河や河川、湖などの淡水に皮膚が触れてしまった場合は、ジュウケツキュウチュウ病のリスクがあります。最善の予防策は、そういった国々では、川や湖などの真水で泳いだり、水遊びをしたりしないということです。塩素消毒されているプールや海水は、一般的には安全であると考えられています。飲み水も煮沸したり、フィルターでろ過したりすることで、安全にしてから飲むのでなければなりません。

ジュウケツキュウチュウ病に感染したと思われるときは、医師に診てもらってください。血液や大便を検査すれば、診断できます。ジュウケツキュウチュウ病の治療には安全な薬があります。

最後は、少しばかりほがらかな話をしておきましょう。キュウチュウ類は寄生虫の世界にも、愛があることを証明しています。ジュウケツキュウチュウの成体は夫婦で生活し、メスがオスの体に心地よく抱きかかえられているのです。

＋小嚢胞（包虫・エキノコックス）症＋

あなたの飼っているイヌに生のクズ肉を与えてはいけません。あなた自身が小嚢胞症になる可能性があるのです（読者のみなさんは「小嚢胞症」って、何だろうと思っているかもしれません。小嚢胞症とは、やがて寄生虫へと成長する幼虫を包んでいる小嚢胞〈シスト〉のせいで発症する病気で、その小嚢胞がクズ肉に含まれていることがあるのです。また、「クズ肉」のほうもピンと来ないかもしれません。クズ肉とは、屠殺した動物の廃棄する部分の肉で、とくに、ヒツジの内臓などの肉をいいます）。

イヌにクズ肉を与えると、なぜ、あなた自身が小嚢胞症になってしまうのでしょうか？　それには次のようなプロセスが考えられるからです。飼いイヌがたまたま、サナダムシの幼虫を含むクズ肉を生で食べてしまったとすると、イヌの腸がサナダムシを育てる温床になってしまいます。そのイヌが排便すると、一緒にサナダムシのタマゴも排泄されることになります。

そして、そのサナダムシのタマゴが今度はイヌの飼い主であるあなたに入り込んできます（手をきちんと洗っていないと、口から入ってくることになるでしょう）。タマゴは腸に移動し、そこで孵化します。孵化した幼虫はのんびりとあなたの身体中を旅して、苦痛や黄疸などの不快な症状を引き起こすのです。

＋ジアルジア症（ランブル鞭毛虫症）＋

さて、これまではギョウチュウやコウチュウのように、細長くて、柔らかくて、脚のないミミズのような寄生虫の仲間を見てきました。今度はちょっと違う形態の寄生虫を見てみましょう。たとえば、「ランブル鞭毛虫」と呼ばれるとても小さな寄生虫がいます。汚染されている水を飲んだり（ハイキングやキャンプをする人は注意してください！）、衛生状態が悪いことに気づいていながら、ランブル鞭毛虫に寄生されている動物、とくに、イヌやビーバーと接触したりすることによって、ランブル鞭毛虫がヒトの体内にも入ってくることになってしまいます。

ランブル鞭毛虫が抗生物質で治療できるということは、読者のみなさんへのよい知らせになるでしょう。悪い知らせは、ジアルジア症は再発することがあるということです。さらに悪い知らせが実はもうひとつあって、これにかかると、げっぷとおならがひどくなるという症状が出ることがあります。まったくもって、やっかいな病気ですね！

＋頭ジラミ＋

小学校に就学するくらいのお子さんをお持ちの親御さんたちなら、頭ジラミという寄生虫をよくご存知のはずです。シラミは人間の頭皮に寄生して、血を吸い、小さなタマゴを産むごくごく小さな寄生虫です。シラミにつかれたときに、最初に出てくる症状がひどいかゆみです。親密な接触や櫛（くし）・ブラシの共用、同じシーツでの睡眠などによって、シラミは簡単にヒトからヒトへと伝染していきます。

頭ジラミには多くの治療法があります。シラミを殺す化学的な駆除薬やホメオパシー（類似・同種療法）で使われる薬もありますし、暗いところでシラミを光らせる液剤もあります。シラミが光るので、簡単にシラミの居場所がわかり、駆除できるのです。また、往診してくれるシラミ駆除の専門家もいます。シラミの駆除にティーツリーやシナモン、ローズマリー（マンネンロウ）、オレガノ（ハナハッカ）のエッセンシャルオイルのような芳香剤を用いるように勧める専門家もいます。

シラミは私たちにとって、決して新参者ではありません。すでに古代エジプトの時代に、私たち人間はシラミに大いに苦しめられていました。その証拠もあります。古代エジプトの墓から、宝石やスカラベ（訳注12＝甲虫のタマオシコガネを型どった工芸品）、ミイラなどと一緒に、頭ジラミの死骸が見つかったのです。

そして、シラミが昔から存在するということは、シラミの駆除を目的とするさまざまな治療法も昔から存在するということになります。ジュディス・イルズによるあるウェブ・サイトの記事「A Problem as Old as the Pyramids」によると、古代エジプトにおけるシラミ駆除法のひとつは、ナツメヤシの実と樹液を温めて摂取するということでした。また、エジプトでは男女ともにシラミを寄せつけないように、髪を剃っていました。古代エジプト人の有名なあのヘア・スタイルはかつらを使っているのであって、エジプト人が好んでかつらを用いたのは、もちろん、おしゃれのためでもありますが、健康上の理由もあったのです。リッチなエジプト女性はいくつものかつらを持っていたのかもしれません。持ち運び用のケースに、いろんな髪型で、髪の長さと色もさまざまなかつらをたくさんそろえていたのでしょう。でも、自分自身の髪はシラミの予防のために剃っていたのです。

実際、エジプトの人びとは有害生物を駆除するさまざまな方法を編み出しました。イルズの記事によると、エジプト人はネズミ除けのために、ありとあらゆるところにネコの脂身を塗りつけたり、シラミ除けのために、ナトロン（ソーダ石）を水に溶かしたものを家中に撒いたりしていました。ネコの脂身がもはや、ネズミ除けに使われないことを私たちは切に希望しますが、もう一方の、カーペットに塩を撒いてからそれを掃除機で吸いとるというのは、シラミ退治の方法として今でも行われています。

頭ジラミとの関連で、毛ジラミも見ておきましょう。毛ジラミは陰毛に棲みついて、頭ジラミと同様に、ヒトの血を吸い、タマゴを産みつけます。タマゴはしっかりと陰毛にくっついているので、やけどするような熱湯に入浴して、「死ね、寄生虫め！」と叫んでみたところで、毛ジラミのタマゴは決して洗い流されることはありません。

毛ジラミは通常、性的な接触を介して伝染します。症状は強いかゆみで、性器周辺や肛門のあたりが、とくに夜間、かゆくなります。毛ジラミに感染しているかどうかを判断するには、かゆみがあるかどうかということと、もうひとつ、性器の周辺にタマゴや成長したシラミがうごめいていないかどうかを確認するとよいでしょう。

寄生虫妄想

バーバラ・ボートンはウェブ・サイトの記事「Bug Off」の中で、あるめずらしい症状の女性を取り上げています。女性は医師のところにやってきて、寄生虫への感染を訴えました。彼女は座ったまま、鼻から何か小さなものを引っ張り出してみせました。そして「ほら、これが寄生虫なんです。これのせいで、悩まされているんです」と言いました。困りきった声です。

「鼻の中でうごめいているんです」

医師は早速、顕微鏡で調べてみました。そして、女性にこう言いました。「寄生虫ではありません。ティッシュ・ペーパーの切れ端です」

「間違いなく、寄生虫です」。それでも彼女は言いはります。

この女性の病気は妄想性の精神疾患で、「寄生虫妄想」として知られる病気です。寄生虫妄想の場合、患者は自分の身体の中にシラミやダニなどの寄生虫や昆虫が侵入していると思い込みます。寄生虫妄想の患者には、「寄生虫」（?）でいっぱいの容器を医師のところに持ってきて、何とか治療してほしいと言いはる人もいますし、医師から医師へと渡り歩いて、本当に自分の症状を「治療」してくれる医師を見つけようとする人もいます。

1994年にサナダムシに似ている新種の寄生虫のせいで、あるエイズ患者が死亡しました。それから、2人の学者がその新種の寄生虫に関する論文を発表しました。ボートンによると、論文を発表してから、2人のところには寄生虫妄想の患者と思われる人びとから電話や手紙、eメールが押し寄せたのだそうです。その内容は、自分もよくわからない新種の寄生虫に取りつかれていて、自分の身体には、その新種の寄生虫がうようよいるというものでした。

また、寄生虫妄想の患者には、こんな女性もいました。その女性は自分の身体にも、周囲の人たちにも、寄生虫がはびこっていると訴えました。頭からはい出てきた寄生虫が彼女の目のところでのどを潤している、女性はそう主張したのです。

さらにまた別の患者は――今度は男性ですが――自分の身体には寄生虫が入り込んでいて、その寄生虫が家中に何らかの物質を撒き散らしていると思い込んでいました。男性はその物質が油っぽくて、松ヤニのような色をしていると言いはりました。それが男性の皮膚にも、家の壁にも、べっとりとついてしまい、洗濯機やドライヤーまでゴムを塗りつけたようになってしまったというのです。

寄生虫の駆除

歴史を振り返ってみると、さまざまな有害な寄生虫を退治するために、実に数多くの方法が用いられてきました。今日でも使われているものもあります。アン・ギトルマンの『Guess What Came to Dinner ?』から、いくつか例を見てみましょう。しかし、あらかじめ注意しておいてもらわなければならないことがあります。ここで取り上げた寄生虫の駆除法はくれぐれも読むだけにしておいてください！　実際に試してはいけません。寄生虫に感染したと思ったら、何よりもまず、医師に診てもらってください。ギトルマンのいうように、「家庭療法」なるものがあるとしても、それだって、かかりつけ医に監督してもらいながら、使用するべきなのです。

腸から寄生虫を駆除するには、次のものがよいと言われてきました。米ぬか繊維、アメリカオオバコの種子の繊維、亜麻仁（あまに）の繊維、アルファルファの葉、ウイキョウの実、アニスの実、バターナッツの根の皮、クロウメモドキの樹皮、カンゾウの根、ヤハズツノマタ（トチャカ）、リンゴのペクチン、柑橘類の果実のペクチン。

家庭で浣腸の代わりになるものとしては、ニンニク、酢、廃糖蜜（訳注13＝糖蜜からくり返しショ糖を結晶させた残りの液）、コーヒーにミルクや水を混ぜたものがあります。

寄生虫をよせつけない食事には、パイナップル、ザクロの果汁、パパイヤの種や実、かぼちゃの種、生のニンニク、タマネギ、ハツカダイコン（ラディッシュ）、生のキャベツ、ザウアークラウト（訳注14＝塩漬けにして発酵させたキャベツ）、海藻、イチジクのエキス、アーモンドの粉末、クロイチゴ、レモンの種、ヨモギを煎じたもの、コルシカ風の海藻の煎じ薬がありま す。

寄生虫を撃退する薬草（料理に加えたり、チンキ剤やカプセル、粉末で摂取したりします）には、ペパーミント（セイヨウハッカ）の葉、ニガヨモギ、スピゲリア（赤根）、ヒドラスチス、セージ、チョウジ、エゾヨモギギク、タイム、ツルコケモモの粉末、オレガノ（ハナハッカ）の油、オシダがあります。

第4章 めずらしい精神の病気

人間は狂っている。——モンテーニュ

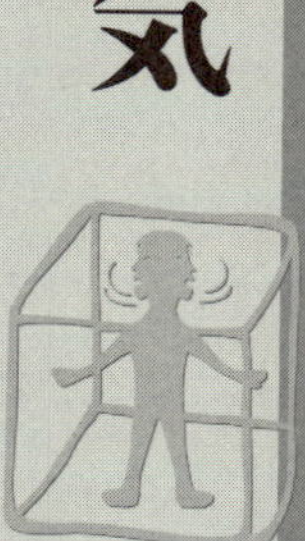

心とは、闇に閉ざされた謎の場所です。私たち誰もが、そのことを知っていますし、また、直接的にであれ、間接的にであれ、精神の病気がどのような結果をもたらすかということも、もちろん知っています。精神を患った結果として、たとえば、ベッドから出られなくなったり、お酒にはしってしまったり、人間関係にしくじったり、ひどく泣きわめいたりということが起こるのです。

こういった症状が実際、良くないことは言うまでもありません。しかし、これでもまだ足りないかとでもいうように、たとえふさぎ込む状態が毎日続いたとしても、これから見ていく症状と比べてみれば、どうってことない、そんなものは海辺でおだやかに1日過ごすようなものだと思わせてくれるくらいの、大変な症状の精神の病気が数多くあります。その中には、自分がまったく別の誰かである（あるいは、何かモノである）と考えるようになる妄想性の精神障害がありますし、また、自分では制御できない強迫的な行動をくり返すことになる病気があります。ほかにも、自分自身と他人に対して、ひどい暴力をふるうようになる病気もあります。

ここでは、こうした精神の病気のうち、いくつかを紹介します。ここで紹介する精神障害の多くは依然として、専門家を困惑させ、悩ませているのです。

歩く死体症候群の奇妙な症例

統合失調症と診断されたある男性は、統合失調症の「調書」とはぴったりと適合しない症状を示して、医師を困惑させていました。また、治療が続けられたにもかかわらず、男性はくり返し自殺をはかりました。彼には奇妙な妄想があり、視覚に問題を抱えていたのです。ほかにも身体的に不可解な症状を示していました。

さらに診察を続け、医師は患者の抱えている根本的な問題にたどり着きました。この男性は自分が歩く死体であると信じていました（本当にそう信じていたのです！）。彼は「自分が死んだのは、7年前に家族に殺されたからだ」と言いました。自分がもう生きていないということの根拠として、自分は死んでいると感じていること、生きていたときと同じようには目が見えないということ、たとえば、歩いているときに自分の足が見えないということを訴えました。男性の説明では、何度も自殺を試みるのも、自分が本当に死んでいることをみんなに証明するためだったのです。

男性はコタール症候群と診断されました。男性に関する報告はあるウェブ・サイトの記事「The Cotard Syndrome」に年代順にまとめられています。コタール症候群の特徴は自分が歩く死体であるという妄想を持っていることです。１８９０年に最初にこの不思議な病気を記述したとされるジュール・コタール医師の名前にちなんで、病名がつけられました。コタール妄想、全面的否定のせん妄、否定妄想、妄想性ニヒリズムなどといわれることもあります。

コタール症候群の患者は自分が生きているにもかかわらず、死んでいるということを実にさまざまなかたちで経験します。患者は脳、心臓、胃などの内臓の一部、ないしは、全部がなくなってしまったと信じることがありますし、自分の身体が機械になってしまったとか、石に変わってしまったとか、中身が空っぽの貝殻に取り替えられてしまったなどと信じることもあります。自分は腐りかけの死体で悪臭を放っており、身体中を虫がはい回っているという思い込みを持つ（コカイン中毒や覚醒剤中毒の精神疾患患者が経験することと似ています）こともあります。極めつけは、自分を埋葬するように要求することさえあります。断固として埋葬を主張することがあるのです。神経学と言語学とに関するあるウェブ・サイトによると、フランスの医師、シャルル・ボネは自分を棺桶に納めるように主張する女性の症例を報告しています。女性は要求が拒否されると、自分で棺の中に入って、横たわり、数週間後に死んでしまいました。

逆説的に聞こえるでしょうが、コタール症候群の患者は突然、自分が不死であると感じることもあるようです（不死妄想）。あたかも自分の身体が宇宙へとかぎりなく拡大していって、文字通り、星にだって触れることができるかのように感じたりもします（巨大妄想）。コタール症候群に見られるそのほかの症状には、不安、抑うつ、人物や場所の認識困難、心気妄想、緊張があります。報告されている治療法としては、抗うつ薬の使用と電気ショック療法です。

自分が歩く死体であると考えていた男性の話に戻ると、彼は1999年に12回連続で電気ショック療法を受けました。2003年初めの時点で、男性は良好な状態であり、新たに自殺を企てることがなくなっていると報告されています。

もうひとりの私

S・Mは5歳のときからずっと耳が聞こえない状態で過ごしてきました。70歳代になって、

S・Mは鏡の前で手話を使いはじめました。手話を使って、誰に話しかけているのかと尋ねられると、もうひとりのS・Mに話しかけているのだと応えました。もうひとりのS・Mは耳が聞こえないということも含め、すべてS・M自身と同じで、ただ違っているのは、もうひとりのS・MのほうがS・M自身ほど利口ではないということだけだ、そう彼女はつけ加えたのでした。

ジョン・シーの記事「The Fragile Orchestra」によると、S・Mが患っていたのは、カプグラ症候群でした。カプグラ症候群は妄想性人物誤認、二重錯覚、うりふたつの錯覚、陰性自己視（自分の姿だけが見えない）、自己分身症候群、人物誤認症候群、自己像幻視、替え玉錯覚（妄想）、自覚的自己分身症候群としても知られています。この病気のせいで、妻が夫を非難するように指差しながら、「あなたは私の夫に何をしたの?」と叫ぶ、しかもたちの悪いことに、本気でそう言っているということが起こり得るのです。また、S・Mの症例と同様に、患者が自分は自分自身の替え玉だと考えるということも起こり得ます。自己同定の失敗がモノにまで及ぶこともあります。カプグラ症候群の患者は自分の腕時計や眼鏡が複製と取り替えられていると思うことがあるかもしれません。

カプグラ症候群は、19世紀から20世紀へと移る時期のフランスの精神科医、ジャン・マリ・ジョゼフ・カプグラにちなんで名づけられました（ひょっとすると、ジャン・マリ・ジョゼフの双子の兄弟のほうかもしれません。あるいは、他人の名を騙る詐欺師かもしれません)。カプグラ症候群が、宇宙人に誘拐されたという報告に関する精神医学的な説明になると考える人たちもいます(映画「ボディ・スナッチャー恐怖の街〈訳注15＝フィリップ・カウマン監督の1978年公開のSF映画〉」を思い出しませんか?)。近年では、カプグラ症候群の患者が「反キリスト者が再び現われた」と信じるような症例もありました。

カプグラ症候群は身体失認、すなわち、身体の認識の欠如を伴うことがあります。患者はこの症状を患うと、身体のさまざまな部分を自分自身の一部とは認められなくなり、自分の身体を否認するというところまで行くのです。患者は自分の身体に当の本人にとって不可解な部分がくっついている理由を説明するために、微に入り細にわたる作り話をでっち上げることすらあります。

ジョン・シーの記事には、身体失認の印象的な例がいくつか出ています。64歳の建設労働者の例ですが、その男性は脳卒中になり、結果、左腕が麻痺している状態になりました。しかし、患者は自分が病人であることを認めませんでした。実際は入院しているにもかかわらず、入院していることすら否定し、医者には「入院しているのは母親だ」と言いました(もちろん、母親は入院していません)。医師が患者の左腕を指差して、「これはどうしたのか」と尋ねると、患者は「義理の母の手か、ほかの誰かの手だ」と答えました。

シーはもうひとつ、別の事例も取り上げています。ある年配の女性が同じように脳卒中で左腕が麻痺している状態になりました。病院で、女性は自分の左腕は自分の左腕ではなく、自分を診てくれている医師の腕だと言いはって、引き下がりません。彼女は自分の左腕を「乳房」と言うこともありましたし、「防臭剤」と言うこともありました。さらに、彼女は医師にこんな話もしていました。すなわち、亡夫が遺言で彼女に両手を遺してくれたというのです。「夫は衣服を遺していったのと同じように、両手も遺していったんです」とその女性は言いました。そして、彼女はこうつけ加えたのです。「でも最近、もう着ないだろうなって思う衣服を処分したのと一緒に、夫の両手も処分しました」

フォリ・ア・ドゥ（二人組精神病・感応精神病）

あるアルコール依存症の患者が何度もくり返し、売春婦のところに通っていました。そのことが妻に見つかってからは、偏執病的な妄想が出てくるようになりました。売春婦たちが車であとをつけてきているとか、家まで訪ねてくるとか、自分が払ったわずかばかりの金のうわさ話をしているとか、そんな妄想です（お金の話をすれば、彼がお金をケチったというのは本当ではありません。彼が売春婦たちに注ぎ込んだ金額は相当なもので、そのせいで、家の貯金は激減しました）。

妻はそれ以前には精神病の病歴がなかったにもかかわらず、夫の妄想は事実だと確信するようになりました。夫婦一緒になって、怪しい売春婦がいないか目を光らせて、地元の警察に「嫌がらせをされている」と訴えたりしました。

その後まもなく、妻のほうは病状が悪化し、妄想がひどくなりました。妻は売春婦たちが家に入り込んでくると信じ込み、彼女たちが自分の感情を害し、侮辱しようとしているのだと確信していました。妻は身代金目的で夫に警官を誘拐する計画を立てさせていましたし、さらに夫を説得して、問題の売春婦たちのいる建物を爆破させようともしました。そしてついに、その夫は爆破を試みているところを取り押さえられ、逮捕されたのでした。

シャロン・イダン医師とエリヤフ・ヨナ医師の論文「共有精神病障害」は、この事例を詳細に記述しています。この論文によると、夫のほうは偏執性（妄想性）統合失調症の治療が行われ、治療は成功しました。妻はフォリ・ア・ドゥと診断されました。このフランス語を直訳すると、「二人狂い」となります。

フォリ・ア・ドゥはめずらしい妄想性の精神障害で、密接な関係にある2人の間で生じます。すなわち、今まで精神病を患っていなかった従属的な地位にある人が、支配的な地位にある精神病患者の妄想を自分でも引き受けてしまうのです。フォリ・ア・ドゥの場合の妄想は被害妄想や心気妄想ですから、ほかの精神疾患の場合と比べると、無理のないものです（ほかの精神疾患では、自分がエイリアンの生命体に乗っ取られたなどというとてつもない妄想が出ることがあります）。従属的なパートナーが支配的な相手の妄想を自分でも本当に引き受けてしまうのは（単にそのふりをしているのではありません）、相手を喜ばせるためだけで、2人の間にそれだけ強い心情的な関係があるからなのです。フォリ・ア・ドゥは「共有精神病性障害」とも呼ばれ、患者は男性より女性のほうが多くなっています。

フォリ・ア・ドゥの奇妙な症例は文献に数多く紹介されています。また、双子はしばしば、フォリ・ア・ドゥに襲われることがあります。伝えられるところでは、マーカス家の一卵性双生児、スティーヴンとシリルはふたりともニューヨークで医師をしていましたが、世捨て人となり、1975年、ともに自殺しました。彼らは、フォリ・ア・ドゥを患っていた可能性があると推測されています。のちに、この双子のマーカス兄弟はバリ・ウッドとジャック・ギースランドの小説『双生児』のモデルとなり、その小説を原作としてデイヴィド・クローネンバーグ監督の映画「戦慄の絆」が製作されました。

フォリ・ア・ドゥは通常、人間同士の関係にかかわって生じます。しかし、ロバート・ハワードが「アメリカ精神医学ジャーナル」1992年3月号で紹介している事例では、フォリ・ア・ドゥが女性と飼いイヌの間で生じました。この場合、飼いイヌが女性の妄想を共有しているように見えたのです。女性は83歳の未亡人で、彼女はアパートの上の階の男性がひどくうるさいとの苦情を言っていました。男性が真夜中に、この未亡人に嫌がらせをするために、わざと家具を移動しているというのです。時間の経過に伴って、哀れな未亡人の妄想はどんどんひどくなっていきました。男性が天井を通じて、「紫線」を発してくるので、自分と飼いイヌはその被害を受けている、彼女はそう信じるようになりました。実際、未亡人は背中と胸の痛みがその光線のせいだと考えていたのです。しかも、彼女の主張によると、飼いイヌが夜、光線がもっとも強くなるころ、あちこちひっかきはじめたというのです。彼女は自衛の措置をとる決意を固めました。台所のテーブルの下にマットレスを敷き、そこで寝るのです。さらに、飼いイヌのために、スーツケースとテーブルで「防空シェルター」を作りました。そして、イヌにはそこで寝るようにしつけたのです。人間同士のフォリ・ア・ドゥの場合と同様に、飼いイヌは飼い主の妄想を共有しはじめました。上の階から何か音が聞こえると、飼いイヌはすぐに「防空シェルター」に駆け込むようになったのです。

フォリ・ア・ドゥはしばしば、カウンセリングと投薬で治療できます。まあ、いずれにせよ、患者が人間の場合はそうやって治療できるといえるでしょう。しかし、売春婦通いの夫を持つ妻の場合は、患者が入院を拒否し、治療もやめてしまいました。最新の報告では、妻は依然として、妄想を抱えているとのことです。

奇妙なことに、「二人狂い」であるフォリ・ア・ドゥが三人狂いになり、四人狂いになり、しまいには、もっと大人数での狂気になることがあります。実際に、3人以上の複数の患者が妄想を共有する事例の報告がありますし、家族12人が患者となる事例すらあるのです。後者はフォリ・ア・ファミーユ、家族精神感染として知られています。人民寺院（訳注16＝1956年、ジム・ジョーンズによってカリフォルニア州で設立された、キリスト教系の新興宗教団体）やブランチ・ダヴィディアン教団（訳注17＝アメリカを拠点とするプロテスタント系の新興宗教団体）、オウム真理教のようなカルト集団の行動は、家族精神感染が要因となっていると考える専門家もいます。

実際、悪名高いチャールズ・マンソンの事件でも、家族精神感染が引き合いに出されました。伝えられているところでは、チャールズ・マンソンとその一味（「家族」というほうがいいかもしれません）は『ヨハネの黙示録』とビートルズの「ヘルター・スケルター」に動かされて、「体制側の連中に恐怖をしみ込ませてやる」必要を感じ、1969年の夏、映画監督ロマン・ポランスキーの妻、シャロン・テートと彼女の家に来ていた客人4人を容赦なく殺害しました（テートは妊娠8カ月でした）。マンソンたちは続けて、スーパーマーケット・チェーンのオーナー、レノ・ラビアンカと妻のローズマリーを殺害しました。台所用品など、さまざまな恐ろしい道具を用いての殺害でした。

マンソンと共犯者たちには有罪の判決が下されました。共犯者のひとりは、かつてモンロヴィア高校（カリフォルニア州モンロヴィア）の学園祭のプリンセスだったレスリー・ヴァン・ホートンでした。ヴァン・ホートンは１９７６年に再審を認められました。第一審の最中に、彼女の弁護士が失踪したからです（弁護士の遺体は数カ月後に人気のないところで見つかりました。弁護士はマンソンのグループの誰かに殺されたのだと考える人もいます。しかし、証拠はありません）。ヴァン・ホートンの再審は検察当局にとって予想だにしなかったものとなりました。弁護側はヴァン・ホートンは家族精神感染を患っており、責任能力が低減した状態だったと主張しました。その結果、陪審は意見が対立し、評決不能となったのです。その後、ヴァン・ホートンは１９７８年に三度目の裁判で有罪となりました。

「危険な情事」

精神科医ドリーン・オリオンは、自分がある患者の恋愛対象となっていることに気づきました。医師が「フラン」と呼ぶその患者は、オリオン医師が自分に恋していると思い込んでいたのです。なので、フランが愛を告げたとき、オリオン医師が拒絶し、「私を恋愛の対象にするのをやめてくれないと、刑務所に送られることになる」と警告してきたのには、すっかり戸惑ってしまいました。フランは8年もの間、オリオンを追いかけ、ストーカーのようにつきまとい、オリオンを悩ませ続けました。フランは、オリオン医師を何とか2人の愛の「真実」へと連れ戻したいという思いに取り憑かれていたのです。

フランは色情狂でした。色情狂は精神障害の一種で、その患者はしばしば、女性です。患者はある特定の誰かが自分に恋しているという妄想を持つのです。この特異な精神障害は別名、クレランボー（ド・クルランボル）症候群、シムノン症候群、恋愛妄想、純粋色情狂、熱情精神病とも呼ばれます。

色情狂の場合、恋愛の対象にされるのはしばしば、患者本人より年上で、社会的にも職業的にも患者より上の地位にある人なのですが、知人という程度であって、患者との関係は薄く、恋愛関係をけしかけるようなことは何もしていません。しかも、恋愛の対象となる人物は、患者の妄想に気づきません。電話やeメール、ほかにも手紙などで「あなたは私を愛しているわ。あなたが私を愛していることを私は知っています。あなたはこれ以上、その気持ちを私から隠しておくことはできないのよ」という言葉を受け取るようになってはじめて、患者の妄想に気づくのです。ストーキングや嫌がらせ、さらには、暴行のような犯罪行為や犯罪すれすれの行為を伴うこともあります。しかし、ここで注意しておかなければならないのは、ストーカーがすべて色情狂であるとはかぎらないということです。

キャサリン・ラムズランドの法廷テレビ関連の記事「All About Stalkers」が教えてくれるように、色情狂の標的は普通は有名人です。１９８９年に21歳の女優で、連続ホームコメディ「My Sister Sam」に主演していた、レベッカ・シェイファーが殺害されました。犯人はアリゾナ州トゥーソンに住む19歳の男性、ロバート・ジョン・バルドでした。ファン・レターへの返事に、サイン入りの写真が送られてきてから、バルドはシェイファーにすっかり参ってしまいました。四六時中、シェイファーのことが頭から離れません。バルドは部屋に神殿をつくり、そこにシェイファーの写真や出演番組のビデオテープを収めていました。

ある時バルドは、シェイファーが映画でベッド・シーンを演じるのを見て、「不道徳」だから、殺してやらなければならないと思い立ちました。彼はカリフォルニア州に行くと、シェイファーを探しまわりました。そして、ついに彼女の住居を探し当てると、バルドはマンションの外に隠れて待ち伏せし、無防備な状態で出てきたシェイファーを非情にも射殺したのでした。バルドは逮捕され、有罪となりました。終身刑でした。

マドンナも色情狂の標的にされたことがあります。１９９５年に、愛称「マテリアル・ガール」として知られるマドンナは、ロバート・ホスキンズというホームレスの男に追い回されました。ホスキンズはマドンナが自分の妻であると信じていたのです。マドンナが無視すると、ホスキンズはのどをかき切ってやるとマドンナを脅迫しました。ホスキンズは最後には逮捕され、刑務所送りになりました。

映画「危険な情事」や「アメリカン・ビューティ」に見られるように、色情狂は文学作品や映画の格好の題材になります。ロナルド・レーガン大統領の狙撃事件に関しても、犯人ジョン・ヒンクリーの動機は、彼自身が患っていた色情狂にも求められますし、また、映画「タクシー・ドライバー」における色情狂のテーマとも関連があると言っている人たちもいます。その映画の中で、ロバート・デ・ニーロ演じるいけ好かないタクシー運転手は、ジョディ・フォスター演じる12歳の売春婦を救わなければならないという考えに取り憑かれてしまいます。一方、現実の世界ではジョン・ヒンクリーが狙撃事件後に、「私はジョディのためにやったんだ」と表明したのです。

ミュンヒハウゼン症候群

ウェンディ・スコットは幼いときに、病気で寝込むと、周りの関心が自分に集まることを学習しました。大人になって、スコットは12年間にわたり、600以上の病院に入院しました。その間、彼女はなんと42回もの必要のない手術を受けたのです。

彼女はどんな病気だと思いますか？　スコットの病気はミュンヒハウゼン症候群でした。

ミュンヒハウゼン症候群は、ひとが実際は存在しない症状の治療を要求して、医師から医師へ、病院から病院へと渡り歩くめずらしい精神障害です。ミュンヒハウゼン症候群はどこにでもありふれている、ヒポコンデリー（心気症＝「ヘンな頭痛がする。ああ、大変だ、がんかもしれない！」）とは違います。私たちが今、話題にしているのは、医師にウソをつき続け、入院して身体中を突っつき回してもらい、何度も手術をくり返してもらうことさえある、そんな経歴の持ち主のことなのです。なぜそんなことをするかというと、それは自分がずっと患者であり続けることによって、周囲の人から一身に注目を集めるためです。こんなミュンヒハウゼン症候群の患者は、いったん入院が認められると、今度は、しばしば医師や看護師と言い争うようになります。もっともっと注目してもらおうという魂胆からです。

ミュンヒハウゼン症候群の症例では、詐病（さびょう）が見られることがあります。たとえば、患者は病院の真ん前で倒れ込み、心臓発作を装ったり、耐えがたい腹痛を訴えたりします。病気であることを納得してもらって、医師に検査してもらうためです。キャサリン・ラムズランドの法廷テレビ関連の記事「Factitious Disorders」に、ある男性の起こした事件が出てきます（この事件はチャールズ・フォードの『Lies ! Lies ! Lies ! The Psychology of Deceit』〈『うそつき――うそと自己欺まんの心理学』森英明訳、草思社〉にも載っています）。男性は飛行機に搭乗中に何度か腎不全を装い、飛行機を緊急着陸させたのです。

ほかにも、ミュンヒハウゼン症候群の症例では、マゾヒズムの要素を含んだものもあります。たとえば、さまざまなやり方でわざと吐いてみたり、自傷行為に及んだり、不適切なモノを飲み込んだりして（聞くところでは、フォークを飲み込んだ事例もあったそうです）、医療者の注意を引こうとするのです。ミュンヒハウゼン症候群の患者には、何らかの症状を生み出すために、自分自身に排泄物を注射する者までいます。ミュンヒハウゼン症候群に関するあるウェブ・サイトに女性からの匿名の投稿がありました。その女性はティーンエイジャーの頃、オーヴン・クリーナーで腕を焼いたり、台所用洗剤をジュースに混ぜて飲んだりしたそうです。彼女が自分自身の身体に加えたダメージの結果、結局は膀胱を取り除かざるを得なくなりました。さらに、女性はわざと霜焼けになるようにしたり、血管にバクテリアを注射したりしたことも認めています。

ミュンヒハウゼン症候群は別名、病院中毒、病院嗜癖症候群、病院の渡り歩き、ファン・ゴッホ症候群（もちろん、自分の耳を削ぎ落としたあの画家に由来します）としても知られています。「ミュンヒハウゼン症候群」という病名は、1951年に医師のリチャード・アッシャーによって名づけられました。ミュンヒハウゼン男爵は小説家ルドルフ・エーリッヒ・ラスペが創り出した架空の人物ですが、実在のハノーヴァーの男爵、カール・フリードリッヒ・ヒエロニムス・フォン・ミュンヒハウゼンがモデルになっています。実在のミュンヒハウゼン男爵はとんでもないほら話をする「ほら吹き男爵」として有名でした。

ミュンヒハウゼン症候群は、保健医療の制度にとって、金銭的な面で大きな負担になることがあります。「Who Named It ?」のウェブ・サイト（www.whonamedit.com）によると、1993年の『ギネスブック』には、ミュンヒハウゼン症候群の患者、ウィリアム・マクロイの名前が掲載されています。マクロイは50年間のうちに、イギリスの国民保健サービス制度におよそ400万ドルもの負担をかけたのです。マクロイは22の異なる偽名を用いて、100の病院で400回もの、おそらくは必要のない手術を受けていました。

ミュンヒハウゼン症候群には、変種がいくつかあります。ミュンヒハウゼン乳房症候群の場合、女性は通常の健康な乳房であるにもかかわらず、マンモグラフィーなど、何度も何度も乳房の検査を要求したりするのです（これについては、とくに何も言うことはありません）。

マーク・D・フェルドマンは「Munchausen by Internet : Faking Illness Online」という記事で、ミュンヒハウゼン症候群の患者が医師からではなく、オンラインの支持者たちから注目を集めようとする現象が見られることを記述しています。こういった患者はそれぞれのグループで話題になっている病気を装って、あるグループから別のグループへと、ワン・クリックで渡り歩いていきます。複数の異なる偽名を用いて、ひとつのグループの中でいくつもの身元を使い分けるような患者もいます。たとえば、患者本人と患者を心配する親や配偶者を自分ひととりで演じて、病気とそれによって生じた家族の危機に関する真に迫ったもっともらしいシナリオを創作するのです。フェルドマンはこのミュンヒハウゼン症候群の変種に「インターネット・ミュンヒハウゼン症候群」と「仮想的虚偽性障害」という名称を提案しました。

ミュンヒハウゼン症候群の変種の中でもっともやっかいなのは、代理ミュンヒハウゼン症候群でしょう。代理ミュンヒハウゼン症候群の場合、患者はたいていが母親で、自分自身の子どもの病気をでっちあげるのです。そして、その子どもは必要ない検査や治療を受けることになります。そういった検査や治療が子どもにとっては、不快であり、苦痛を感じさせるものになることは言うまでもありません。代理ミュンヒハウゼン症候群が「積極的」なかたちで表われる場合、患者である親は子どもに危害を加えます。すなわち、数分間子どもの首を絞めたり、低血糖の昏睡状態を引き起こすために彼らにインシュリンを注射したりするのです。いずれにしても、患者は本物の症状を作り出すことを目論んでいるのです。他方、「消極的」なかたちで表われる代理ミュンヒハウゼン症候群の場合、子どもの症状は捏造されるにとどまります。たとえば、子どもを言いくるめて、虚偽の症状を訴えさせたりするのです。積極的なかたちと消極的なかたち、どちらの場合も、代理ミュンヒハウゼン症候群は幼児受傷症候群の一形態であり、特異な恐るべきタイプの児童虐待と見なされます。

ジル・ド・ラ・トゥレット症候群

子どものときから、その男性はいつもせき払いをしたり、神経質にせき込んだりしていました。大人になると、声のけいれん症状も出るようになりました。不適切な場面で、手当たりしだいに、短く声が出てしまうのです。運動神経のチックはどんどんひどくなって、身体の一部がぴくぴくと動いたり、くんくんにおいを嗅いだり、不意に殴りかかったりするような行動が見られるようになりました。そうすることで、あたかも彼の内面の緊張やどうしてもなくならない心理的な「イライラ」を解放しているようにも見えました。

こうした症状はジル・ド・ラ・トゥレット症候群の患者に典型的に当てはまります。しばしば、単に「トゥレット症候群」とも呼ばれるジル・ド・ラ・トゥレット症候群は、めずらしい神経の病気です。ジル・ド・ラ・トゥレット症候群の特徴としては、反響言語（他人の発言を無意識のうちに機械的にくり返してしまう）、同語反復（自分自身の発言を無意識的にくり返す）、汚言症（強迫的に汚い言葉を使わずにはいられない）、反響動作（不随意的に、自分ではわからないまま、他人の動作を模倣してしまう。さまざまな筋肉が協調して働くことができなくなって、顔などのけいれん、ひきつけが生じる）があります。この症状からも簡単に見当がつくでしょうが、ジル・ド・ラ・トゥレット症候群の患者は、社会に適合したり、仕事に集中したりすることが難しくなります。

ジル・ド・ラ・トゥレット症候群の症状が最初に出てくるのは子どもの頃で、年齢が2歳から15歳までの間に多く発症します（もっと年齢を重ねてから初めて発症することもないわけではありません）。患者は男性が女性の3倍にもなります。ティーンエイジャーの患者は卑猥な言葉を何のためらいもなく使って、周囲を困らせることがありますが、成人の患者は汚い言葉が出そうになると、せきをしてごまかしたりします。ティーンの患者は睡眠障害や自傷行為が発症することもあります。

専門家の中には、イギリスの文人、サミュエル・ジョンソン博士がジル・ド・ラ・トゥレット症候群を患っていたのではないかと考えている人もいます。また、ヴォルフガング・アマデウス・モーツァルトは汚い言葉を好んで使い、無意味なおしゃべりに興じました。ジョンソン博士と同様に、モーツァルトもジル・ド・ラ・トゥレット症候群を患っていたのではないかと考えられています。

ウサギの穴に落ちてしまって……

あなたは足を滑らせて、ウサギの穴に落ちてしまいます。穴の中では、あなたの周りのすべての人とすべてのモノが不自然なまでに小さいのです。時間はゆっくりと、本当にゆっくりと流れていきます。いえいえ、幻覚を誘発するドラッグを使っているせいではありません。でも、ひょっとすると、あなたは不思議の国のアリス症候群を患っているのかもしれません。

１９５５年、イギリスの精神科医ジョン・トッドは、ルイス・キャロルの童話にちなんで、この精神障害に「不思議の国のアリス症候群」と命名しました。患者は空間と時間、身体イメージのゆがみを経験します。人間は小さく見えて、まるで小人国リリパットの住民のように感じられます。実際、この症候群がリリパット人症候群とも呼ばれるのは、ジョナサン・スウィフトの『ガリヴァー旅行記』に出てくる小人国リリパットにちなんでのことです。勇敢なガリヴァーがリリパットに上陸して、ちっちゃな小人に出会うのです。

この症候群の症状としては、ほかに空中を浮遊するような感覚、夢を見ているような状態、トランス状態、せん妄、自分自身の身体イメージのゆがみなどがあります。不思議の国のアリス症候群のある患者は「トゥイードルダムとトゥイードルディー」の兄弟（訳注18＝ルイス・キャロルの『鏡の国のアリス』に登場する人物たち）になったような感じがするといっています。不思議なことに、彼女は一歩一歩、歩くに連れて、自分の背が低くなって、横に広がっていくように感じたというのです（もちろん、実際の彼女はトゥイードルダムとトゥイードルディーの兄弟のように、おちびの太っちょさんではありません）。

ある説によると、ルイス・キャロルがアリスという人物を創り出した背景には、キャロルが深刻な偏頭痛を患っていたということがあるそうです。つまり、キャロルは頭痛のせいで、ウサギの巣穴に落ちてしまったときのアリスと同じ感覚を経験していたのではないかというのです。実際、不思議の国のアリス症候群はこれまで、偏頭痛と結びつけられてきました。不思議の国のアリス症候群を患っている人の大多数が、患者本人かその家族に偏頭痛の病歴があったのです。

ところで、『不思議の国のアリス』に由来する医学用語がもうひとつあります。それがチェシャーキャット症候群です。「Who Named It ?」のウェブ・サイト（www.whonamedit.com）によると、1968年に最初にチェシャーキャット症候群を記述したのは、イギリスのエリク・ジョージ・ラプソーン・バイウォーターズ医師でした。

病的嫉妬

文学作品の登場人物にちなんで名づけられた精神疾患の話を続けると（しかも、これもまた、不思議の国のアリス症候群と同様に、イギリスの精神科医、ジョン・トッドが名づけ親なのですが）、あのヴェニスの哀れなムーア人、オセロの名前が出てきます。シェイクスピアの芝居で、オセロは愛する妻のデズデモーナが自分を裏切っているのではないかと不当な疑いをかけます。オセロは妻の抗弁と懇願に耳を貸さず、嫉妬のあまり、妻を絞め殺してしまいます。

その物語がつくられてから何百年もあとになって、私たちは「オセロ症候群」という病名を使っています。一般的には、「妄想性嫉妬（嫉妬妄想）」のほうがわかりやすいかもしれません。オセロ症候群の患者は、しばしば、何の理由もないのに、病的な嫉妬に取り憑かれます。嫉妬の感情は脅しの言葉となって外に現われることもありますし、殺人につながることもあります。

窃盗癖

窃盗癖はめずらしい精神障害で、主要な症状は強迫的な窃盗行為です。つまり、盗みをせずにはいられなくなるのです。多くの万引き犯が「窃盗癖がある」と言われますが、それは必ずしも厳密な意味で言われているのではありません。精神医学の観点からすると、本物の窃盗癖という病気は多くの人びとが考えているより、もっとずっとまれなのです。たとえば、ティーンエイジャーが時折、ＣＤや化粧品を万引きしようとする邪悪な衝動に駆られるのと比べると、窃盗癖はずっとずっと複雑な症状でもあります。

窃盗癖の患者は盗みを何度もくり返します。盗むのは本人がとくに必要としないもの、とくに欲しいとは思っていないもので、患者はしばしば、盗んだものを返却したり、もとのところに戻したりします。盗品を隠してしまったり、捨ててしまったりすることもあります。窃盗行為は患者の内に強い情動的な反応を引き起こします。出てくる反応はさまざまですが、窃盗行為の前やその最中には緊張が生じ、盗みに成功すると、高揚感に包まれます。しかし、その後には、強い罪悪感と盗みが発覚するかもしれないという恐怖心に襲われます。

窃盗癖の患者は神経性食欲不振症（拒食症）と抑うつ症の両方、または、そのどちらか一方を患う傾向が見られます。窃盗癖の原因は今のところ、まだわかっていません。また、窃盗癖患者の大半は逮捕され、裁判所から治療を命じられるまで、自分から治療を受けようとはしないのです。

「狼女」

ハーヴィー・ロステンストック医師とケネス・R・ヴィンセント医師は「アメリカ精神医学ジャーナル」掲載の論文「オオカミつきの症例」（'the Primitivism' のウェブ・サイトにこの論文の抜粋が掲載されています）で、ある女性の奇妙な症例を紹介しています。49歳のその女性は、自分がオオカミであると信じていました。

論文によると、女性は自分がかぎ爪を持つ獣であると感じていました。女性は結婚していたのですが、ほかの女性や動物との性交を夢想するのに心を奪われていました。

事態が限界に達したのは、一族が集まった席でのことでした。女性は服を脱いで裸になると、四つんばいになって、「母親に自分自身を差し出したのです」。次の日の夜、夫とのセックスのあと、彼女は2時間にわたって、「うなり声をあげ、あちこちをひっかき、ベッドをかじり続けました」。

女性は早急に治療を受けるために、入院しました。精神療法と投薬治療の間、女性はオオカミのように振る舞い続けました。ロステンストックとヴィンセントの論文では、彼女は次のように大声でわめき散らしたとされています。すなわち、「私は夜はオオカミで、昼間はオオカミ女だ。私にはかぎ爪があるし、歯もあるし、牙もあるし、体毛もある。……そして、心の苦しみも夜は私の餌食(えじき)になる。……ギリギリと歯ぎしりし、歯をむいてうなり……私が何を申し立てようと、それは力弱く、私は今ある私でしかない。私は死を求めて、地をはい回るのだ。……私はみずからの完成と救済とを探しもとめ続けるのだ」。彼女はそうわめくと、性的な興奮と誰かを殺したいという衝動とに打ちのめされ、ぐったりとしてしまいました。

鏡をのぞいても、女性が見るのはオオカミの顔であって、彼女自身の顔ではありません。彼女はいつもわけのわからない獣のようなうなり声をあげていました。医師は彼女の症状がしだいに少しずつ改善していると見ていましたが、満月の夜には症状が再発し、もとの状態へとぶり返してしまいます。

以上の症例はオオカミつきの古典的な症例です。オオカミつきは自分がオオカミ人間であると信じるめずらしい精神障害です。文献には、オオカミつきの現代の症例が数多く記録されています。ウェブ・サイトの記事「Modern Werewolf Cases from Scientific Viewpoints」は、「カナダ精神医学ジャーナル」1975年号に掲載された興味深い事例をいくつか紹介しています。そのうちのひとつは、20歳の男性の事例です。男性は自分の手と顔に毛が生えはじめていると信じており、生きたウサギを追いかけて、捕まえ、それを食べるという考えに取り憑かれていました。また、37歳の男性の事例もあります。こちらの男性は月に向かって遠吠えし、墓地で眠るというものです。

オオカミ人間の伝説——「伝説」ではなく、「真実」という人もいるでしょう——には、何百年もの歴史があります。オオカミ人間とは人間のように見えても、オオカミ（ないしは、半分は人間で半分はオオカミの状態）に変身できる生き物で、変身は自分の意のままに可能なのです。ただし、満月の夜は違います。満月の夜は本人の意志とは無関係に、オオカミに変身してしまうのです。

デイヴィド・シェルドンのウェブ・サイトには、「The Legend of the Werewolf」という記事が掲載されています。その記事によると、オオカミつきは中世には病気と認められていました。「オオカミつき自身は自分がオオカミ人間になって、オオカミ人間のようにあちこちうろつき回って、殺人や人食いだって平気だと思っているが、実際はそんなことはしない」、中世の当時にも、そう考えられていたのです。

それでは、中世の当時と現在との大きな違いは何かというと、それは中世の当時は、オオカミつきとは別に、ほんもののオオカミ人間も存在する、人びとがそう信じていたということです。中世の人びとはオオカミ人間をひどく恐れていました。その結果、オオカミ人間ではないかと疑われた人びとは絶えず狩り立てられることになりました。人びとはオオカミ人間という災厄を、自分たちの土地から一掃しなければならないと思っていたのです。当時の人びとはオオカミに変身する前の人間の状態でも、オオカミ人間は見分けがつくと信じていました。オオカミ人間はとても毛深くて、手のひらにも毛が生えていると考えられていました。ほかにも、オオカミ人間は小さなとがった耳をしており、フサフサのまゆが一直線につながっている。手の薬指が中指と同じ長さだ。こんなオオカミ人間の特徴に当てはまる人は常に厳重に監視されたのです。

シェルドンによると、オオカミ人間は「人間」の状態のときは皮膚を裏返しにして、毛皮を隠すことができると考えられていたそうです。しかし、これが恐るべき実力行使へとつながりました。農民たちはオオカミ人間の毛皮を探して、疑わしい人間の身体を引き裂いたのです。

　時代が進むに連れて、オオカミ人間の息の根をとめられるのは銀製の銃弾や十字架を溶かして作った銃弾だけだと考えられるようになりました。ナイフでとどめを刺す場合も、刃先が銀や十字架を溶かした金属でなければなりません。また、オオカミ人間の死体は焼かなければなりません。ただ埋めるだけだと、ヴァンパイア（吸血鬼）として蘇ってくることがあるのです（そのときは当然、怒りで荒れ狂ったヴァンパイとして、蘇ってくるのでしょう）。

　そもそも、人間がどのようにしてオオカミ人間になるのかということについては、諸説ありました。シェルドンはいくつかの具体的な例をあげています。あるロシアの言い伝えでは、ひとがオオカミ人間になるのは、森で倒れた木を跳び越えたときであり、銅のナイフを木に突き刺したときであり、呪文を唱えたときでした。ほかにも、オオカミによって殺された動物を探して、その脳みそを食べたり、オオカミの足跡にたまった水を飲んだりすると、オオカミ人間になるとも言われていました。

　しかし、シェルドンによると、もっと手の込んだやり方もあったそうです。それはトリカブトやジギタリス、アヘン、コウモリの血、殺された子どもの脂身を含むクリームを使うのです。つまり、オオカミ人間志願者はそのクリームを身体中に塗りつけ、オオカミの生皮を着用します。これで夜ごと、オオカミに変身できるようになることが約束されたのです。

歴史書には、17世紀、フランスのジャン・グルニエという少年の名前が記録されています。少年は生の人肉を好んで食べました。数年間のうちに、彼は50人以上の子どもを食い殺しました。なかには、泣き叫ぶ赤ん坊を引きずり出してきて食べたこともあったようです。少年は地元の少女を襲って（少女は幸い、助かりました）逮捕され、ボルドーの高等法院で裁判にかけられました。襲われた少女は羊たちの世話をしていたら、赤毛のふわふわした獣が跳びかかってきたと証言しました。目撃者たちも少女の証言を裏付け、ほかにも同様の襲撃があったことを説明しました。

2人の医師がジャン・グルニエ少年はオオカミつきであると証言しましたが、裁判官はその説明を受け入れませんでした。判決は、グルニエ少年を死ぬまで修道院に閉じ込めておくようにと命じました。修道院では、少年が四つ足で動き回り、手足が触れたものは何でも生のままで食べてしまうところがよく目撃されたそうです。

シェルドンによると、世界中にはオオカミ人間以外にも、さまざまなタイプの半人半獣（半分は人間で半分は獣）の伝説や言い伝えがあります。ドイツにはネコ人間の伝説がありますし、日本や中国にはキツネ人間、スカンディナヴィアにはイノシシ人間の話が残っています。また、ウェールズにはウサギ人間の話があります。魔女が自分自身の姿を野ウサギに変え、牝ウシの乳を吸ったというものです。

現代の専門家は、中世に見られたオオカミつきの行動の中には、狂犬病によって説明のつくものがあるかもしれないと考えています。口から泡を吹くということと咬みつこうとする狂騒性の衝動とは、いずれも狂犬病の症状です。そのような症状を見せているオオカミが人間に咬みついて、狂犬病を伝染させた可能性があり、今度はその狂犬病をうつされた人間が自分自身でもオオカミになったように感じ、また、他人にもそう見えていたということなのかもしれません。

第5章 性に関する病気

過度の性欲は一種の狂気にほかならない。――ベネディクト・ド・スピノザ

性愛は素晴らしいものです。奇怪で、しかも、極度に個人的なものです。人びとが閉じたドアの向こう側で、自分自身とパートナーに快楽を与えるために実行することは、型どおりのものから崇高なものまで、5分間の正常位の性交から際限なく倒錯的なものまで、さまざまありえますし、さまざまであるべきなのです。

しかし残念なことに、満足できる性生活を妨げ得る多くの要因があります。それには人間関係の問題が含まれますし、そもそも、人間関係がまったくないということも問題になります。また、羞恥心、罪悪感、経験不足、病気、ホルモンのアンバランス、アルコールやドラッグの乱用と、性生活を妨害する要因をあげだしたら切りがありません。さらに、もっと一般的に広

く見られる症状で、セックスの快感を抑制することになるかもしれないものも数多くあります。性的不能、早漏、性交痛はそのうちのほんの一部にすぎません。

深刻な解剖学上の問題がある場合もあります。たとえば、ペロニー病は重症の場合、勃起中のペニスが曲がる原因になることがあり、セックスを不快で苦しいものにしてしまいます。「性分化異常」（「あいまいな外性器」）として知られる状態の場合は、生まれたときの生殖器ははっきりと「男性器」ともいえないし、「女性器」ともいえません。たとえば、男性のペニスが小さくて、それは女性の陰核（クリトリス）が大きい場合と似ているということがありますし、また同様に、女性の陰核が大きくて、それが男性のペニスに似ているということもあるかもしれません。さらに、女性の陰唇が変形して、男性の陰嚢に似ているということもあるかもしれないのです。

この章では、読者のみなさんに普段、あまり耳にしないような性（性交）に関する病気について知ってもらいたいと思います。以下において見てもらうように、性交の病気とそれに結びつけられる行動は、正常と異常の狭間にあるグレーゾーンのどこかにおさまることになります（とはいっても、性交に関する病気と結びつけられる行動の多くは、まさに異常という極限のところに位置するように見えるのですが）。病気と結び付けられる性的な行動の中には、極端な条件の下でないと性交できないということや、奇妙な症状を呈さないと性交できないなどということと関係するものもあります。こうした疾患の多くには、身体的な根拠、ないしは心理的な根拠があります。ただし、専門家にとっても、まったくの謎である疾患もあります。

また本章には、人びとが寝室（あるいは、どこか別の場所）で密かに行うことに関する断片的でささいな情報が散りばめられています。そういった情報の多くは、情報量の豊富なインターネットから拾い集められたものであるということを、あらかじめ断っておきます。

精力剤

男性も女性も古くから、性欲を刺激するために催淫剤・媚薬を用いてきました。英語で催淫剤はaphrodisiacで、ギリシャの愛の女神アフロディテに由来します。催淫剤にはさまざまな形態があり、たとえば、飲料形態の催淫剤もあれば、食べ物、薬剤、香料の場合もあります。チョコレートや牡蠣（かき）のように一般的に出回っている催淫効果のあるものについては、誰もが聞いたことがあると思います。「the Improving Sex」のウェブ・サイト（www.improvingsex.com）によると、牡蠣が情欲を駆り立てると考えられるのは、亜鉛が含まれているからだそうです。亜鉛は膣を潤わせ、また、精液と男性ホルモン、テストステロンの分泌を促すのです。カサノヴァは毎朝、浴室で愛人と一緒に50個もの牡蠣を食べていたという伝説があります。ヒンドゥー教の性愛手引書や、ほかにも歴史上の文献では、効果的な催淫剤として、牡蠣について言及しています。

また、多くのスパイスやハーブにも性的な効果があると考えられています。ショウガ科のカルダモン（ショウズク）はインドでは、早漏と性的不能の治療に用いられていますし、ギリシャ、ローマ、エジプト、日本、中国の人びとには、ニンニクを催淫剤として摂取する長い歴史があります。チョウジやヴァニラ、サフランも大いに性欲を刺激するといわれています。

「www.thesite.org」の催淫剤に関する記事は、いくつかのめずらしい（率直に言うと、本当に気味の悪い）ほれ薬に言及しています。なかには何千年もの歴史を持つものもありますが、不法のものもあります。たとえば、ジャッカルの胆汁、ヘビの血液、シカの睾丸、トラの骨、サイの角、オットセイやシカのペニスなどです。

有名な催淫剤「ゲンセイ（芫青）」は、鮮やかな緑色のマメハンミョウを乾燥させ、粉にしたものです。「the Improving Sex」のウェブ・サイトによると、ローマの皇后リウィア＝ドルシラは陥れようとする相手の食事と飲み物に、マメハンミョウを入れていたという言い伝えがあります。知らないうちにマメハンミョウを摂取させられた人は、それによって恥知らずにも、体面を汚すようないかなる性的な行動でもしてしまうようになることを、彼女は計算していたのです。また、18世紀のサド侯爵は乱痴気騒ぎを期待して、娼婦たちにこのゲンセイを与えていました。

ですが残念なことに、ゲンセイは有毒で、深刻な病気や、時には死につながることもあります。サド侯爵の場合、かわいそうに娼婦たちがゲンセイの中毒となりました。そして、サド侯爵は毒を盛ったということで逮捕され、裁判にかけられました。

「the Improving Sex」のウェブ・サイトは、ほかにも危険な副作用のある催淫剤に言及しています。それがガマガエルの皮膚から作られる薬、チャン・スーです。この薬はアメリカでは「ロック・ハード」、あるいは「ストーン」という名前で売られてきました。チャン・スーの起源は中国にあり、中国ではもともと局所麻酔剤として使われていました。そしてこの薬が、男性の性的な能力を増す性質を持っていることが発見されると、しだいに催淫剤として摂取されるようになったのです。しかし、チャン・スーには強心ステロイドが含まれているので、心臓のトラブルへと発展したり、場合によっては死へとつながることもあります。

もうひとつ、「the Improving Sex」のウェブ・サイトにあげられている催淫剤がヨヒンベです。ヨヒンベは西アフリカのある樹木（コリナンテ・ヨヒンベ）の葉です。西アフリカの人びとはヨヒンベを大いに信頼しています。獣医たちは種馬（たねうま）の性的不能を治療するためにヨヒンベを使用してきました。

それから言うまでもありませんが、バイアグラがあります。バイアグラはファイザー製薬によって生産され、食品医薬品局（FDA）で1998年に認可されたシルディナフェルエステルの商標名です。今では有名になったこの青色の錠剤は、男性器の勃起を助け、勃起を持続させるのに役立ちます。場合によっては、非常に長い時間、勃起の持続を可能にするのです。バイアグラの人気は何も男性にかぎられていません。男性と同様に、女性もどんどんバイアグラにとびついています。ただし、FDAは女性と子どもがこの薬を使用することに関して、警告を発しています。

そして、最後になってしまいましたが、決して軽視できないものとして、あの緑色にコーティングされているM&Mのチョコレート（訳注19＝アメリカの若者の間に、都市伝説のひとつとして広まっていた）を忘れてはいけません。

性交へのめずらしい反応

世の中には、性交への反応がとても変わっている人びとがいることが知られています。ロバート・M・ヤングソンの著書『Medical Curiosities』には、性行為のあとにしゃっくりや吐き気が始まる人の事例が記録されています。ヤングソンの著書では、「聖ルイス医療ジャーナル」に掲載された、ある男性に関する報告も取り上げています。その男性はセックスしようと考えただけでも、必ずくしゃみが始まってしまうというのです。ほかに、「ニュー・イングランド医療ジャーナル」の報告もあります。オーガズムの直前に片方の目が見えなくなってしまった男性に関する報告です。男性の片方の目が見えない状態は数分間続き、そのあとで、視力が回復するのだそうです。

ヤングソンの著書でもっとも印象的なのは、おそらく、オーガズムの瞬間にペニスのあらゆる感覚を失ってしまう男性の事例でしょう。さらに悪いことに、ペニスを引き抜こうとしたり、あるいは、わずかでも動かそうとしたりすると、今まで何の感覚もなかったのが、ひどい苦痛に変わってしまうというのです。ペニスが柔らかくなるまで、男性はそのままの状態で、じっとしていなければなりませんでした。じっとしているといっても、一時間もかかる場合もあり、あきらかにそれは男性と妻にとって大きな苦痛となったのでした。

陰茎持続勃起症

何の性的な興奮も感じていないのに、ペニスが何時間も勃起しているという状態を想像してみてください。ペニスに血液が充満するので、本人は大いに苦しいのです。この状態は持続勃起として知られる症状で、血液がペニスから出ていけないときに発症します。持続勃起症の原因は、その下に隠れている病気があるからで、白血病、鎌型赤血球性貧血、ほかにもさまざまな神経系の病気が原因として考えられます。

陰茎持続勃起症は英語でpriapismといいます。この病名はギリシャの神、プリアポスにちなんだもので、プリアポスは豊饒と生殖力を象徴する神です。この神は、しばしば彫刻や絵画で、とても大きな勃起しているペニスを持つ若い男性として表現されています。陰茎持続勃起症はバイアグラの代わりになる、金のかからない手段ではなく、すぐに医療的な手当てを要する危険な病気です。この病状への処置は、通常、外科手術による血液の排出になります。

それを食べるのか、それとも――

何らかのモノ――ありふれているモノの場合もあれば、あまり見かけないモノの場合もあるのですが――の助けで、ひとが自慰を行うのは、決して変わったことではありません。症例集やセックスに関するマニュアル本を見ると、電気掃除機、ビン、銃剣の鞘や浴槽の蛇口まであげられています。これらはほんのいくつかの例にすぎません。

クリューヴァー・ビューシー（Kluver-Bucy）症候群は、人びとがあらゆるものを使って、自慰を行うということとはまったく別の話です。めずらしくて、不可解なこの症候群の症状には、口部抑制の欠如（あらゆるものを口に運ぼうとする）と、性欲亢進症、ないしは見境のない性行動が見られます。あるウェブ・サイトの記事「A Collection of Usual Neurological States」によると、この病気を患っていたある男性が、道路とセックスしようとして逮捕されたとのことです。

クリューヴァー・ビューシー症候群の場合、患者は何らかの不適切なものを口に入れようとしたり、それと性的な関係を持とうとしたりすることがあります。神経心理学に関する情報ライブラリーのウェブ・サイトに掲載されている記事によると、この症状はまずサルで観察され、その原因は側頭葉の前部と扁桃状部の神経組織へのダメージによるものであると考えられています。脳のその部分は、行動を司る辺縁系の一部になっているのです。この病気を患っている患者（サルも含めて）は、食べ物、性行為の相手、獲物、モノ一般といった区別をつけられないといわれています。

行方不明のペニス

あるナイジェリアの女性が大勢の男たちに危うくリンチされるところだったのは、市場の商人からペニスを盗んだと告発されたからでした。

女性は本当にペニスを盗んだのでしょうか？　いいえ、そうではありません。商人の男性はコロ（縮陽・萎陽・去勢恐怖）として知られる妄想性の精神障害を患っていたのです。コロの場合、男性は自分の生殖器が盗まれたとか、生殖器が体内に収縮していくなどと信じてしまいます。

あるウェブ・サイトに、ヴォーンという名前（ただ「ヴォーン」とあるだけです）の著者による「Koro : A Natural History of Penis Panic」という記事が出ています。その記事によると、コロは何千年も前から、世界中のさまざまな文化において観察されてきたそうです。紀元前300年頃の『黄帝内経』として知られる中国医療の教科書の中で、コロについて言及されています。それは記録に残されている最初のコロの事例のひとつといえるでしょう。

ヴォーンは現実にあった、コロの「流行」も数多く引用しています。シンガポールでは、1967年に、自分のペニスが縮んでいるようだとパニックになった男性たちが病院を取り囲みました。なかには、留め金などを使って、ペニスが縮むのを止めようとした男性もいました。このときのコロの突発的な発生は、「市場に熱病の予防接種をしたブタの肉が出回り、その肉が生殖器の収縮する原因になり得る」とのうわさによって引き起こされたようです。

コロの「流行」は1980年代、中国の広東省でも報告されました。男性から生殖器を奪うといわれる美しいキツネの幽霊を見て、男性たちが性器恐慌（ペニス・パニック）に陥ったそうです。

ヴォーンの記事によると、アフリカでは黒魔術への信仰が残っていて、すべてではないとしても、コロが魔術師と関連付けて考えられることもあります。「黒魔術を使うよそものが身体に触ってきて、ペニスを盗んだ」と告発するような場合です。ナイジェリアにおける1990年のコロの流行では、男たちの中に、ペニスがよそものに盗まれたと信じていた者がいました。しかし、その男たちはペニスが最後には戻ってくるとも信じていて、人前で裸になって、そのことを実証しようとすることすらありました。もっとも時には、自分のではないペニスが戻ってきた、ひどく縮んだペニスになってしまったなどと主張することもあったようですが……。

コロは、質の悪いマリファナの吸引、脳腫瘍、脳卒中、統合失調症、抑うつ症と関係があります。また、文化的な要因、社会的な要因とも関係があります。

獣姦

ある種の人びとにとって、人間は性的なパートナーを選択するときの対象になりません。実際、イヌやネコのようなペット（愛玩動物）との性体験を好む人びとがいますし、ウシやヒツジ、ニワトリやウマのような家畜との性交を好む人びとすらいます。

さらに、もっとめずらしい獣姦の事例があります。「the World Sex Records」のウェブ・サイトによると、古代ローマでは女性たちが生きているヘビの頭を使って、性的な快楽を得ていたと考えられています。同様に、生きている魚を使うという話もあります。

多くの人が獣姦を強く非難しますし、多くの文化において、獣姦はとがめられています。しかし、獣姦に寛容な場合もあります。「the World Sex Records」のウェブ・サイトにその事例がいくつか出ています。コッパー・エスキモーの人びとは北アメリカの北極海沿岸で生活していましたが、獣姦の習慣があったことが知られています。獣姦の相手となる動物は生きている場合も、死んでいる場合もあったそうです。ケニアのマサイ族やアメリカインディアンのホピ族の人びとも獣姦の習慣があったといわれています。このウェブ・サイトでは、ある男性に関するフェズの伝説――おそらく、「フェズ」はモロッコの都市を指しているのでしょう――も取り上げられています。男性は魔術を使って、ひと晩に72頭の処女牛と関係を持ったというのです。東アフリカ海岸のある地域の漁師たちは、仕留めたジュゴンと関係を持つといわれています。これは死んだジュゴンの幽霊が漁師たちを追いかけてくるのを払いのけるために必要であるらしいのです。

「the World Sex Records」のウェブ・サイトでは、歴史上の「動物娼婦」にも言及しています。どの場所で、どの宗教かということは特定されていませんが、ある「古代の聖堂」では、ヒヒやサルなどが相手の男女を問わずに性的な関係を持つように教え込まれていました。聖職者たちは近くで待機していて、動物たちの性的なサービスの代価を受け取っていたそうです。イヌ、ヤギ、ガチョウ、七面鳥も動物娼婦としてよく知られています。また今日、異種間でのセックスライヴ・ショウが見られる場所があるということも言い添えられています。観客は金を払って、女性がウマなどの四つ足の動物と性交するのを見物するのです。

獣姦は性嗜好異常（性的倒錯）の一類型と考えられることがあります。次に、性嗜好異常を見てみましょう。

性嗜好異常（性的倒錯）

「性嗜好異常」は、さまざまな性的倒錯に適用される包括的な用語です。『精神疾患の診断・統計マニュアル　第4版』（DMS－Ⅳ）は、性嗜好異常を「異常な対象、活動、状況にかかわるものであり、社会、職業などの重要な領域における機能の、臨床的に重大な困難と悪化の原因となる強い性的夢想、衝動、行動が頻発することによって特徴づけられる」と定義しています。性嗜好異常を特徴づける性的夢想、衝動、行動には、無生物である対象との性交、苦痛（現実の苦痛の場合もあるし、苦痛の想像の場合もあります）を伴う性交、性的なパートナーに、あるいは、自分自身に屈辱を与えるような性交が含まれます。さらに、不同意の相手との性的な関係が含まれることもあります。

性嗜好異常が問題とされるのには、多くの理由があります。ひとつには、性嗜好異常という病気が、患者の社会生活とプライベートとを深刻なかたちで邪魔するということが起こります。たとえば、重度の靴フェチ患者は靴ではないどんな人間とも、また、靴以外のどんなモノとも関係を築くことが難しいのです。また、性嗜好異常の患者は性行動を実行し、性的な快感を得るために、しばしば必須のものとして、ある種の空想と行動を欠くことができません。「私たちは生きている靴である」という空想であれ、緊縛（きんばく）の用意であれ、セックスの相手が刑務所の監視の制服を着ているということであれ、ある種の空想と行動が欠かせないのです。そして、この種の行動は強迫的なものになる傾向があります。

しかし、性嗜好異常に含まれる行動でも、健全な（自分自身との、あるいは、パートナーとの）性関係の文脈に置かれるならば、「通常」の試みと見なされるかもしれません（性の世界において、「通常」の意味するものが何であるとしても）。セックスは「通常」の限界を押し広げられるものであり、「通常」の限界を押し広げるはずのものなのです。限界の拡大がやりすぎになる唯一の場合は、性嗜好異常患者の行動が人びとの眉をひそめさせ、精神医学の警告の対象になる場合です。

「the Discovery.com」の健康に関するウェブ・サイトによると、性嗜好異常は女性よりも、男性のほうに多く認められます。性嗜好異常の症状の多くはまれなもので、比較的知られている症状には、小児性愛、のぞき（窃視）、露出症があります。

ほかにも、あまり知られていない数多くの性嗜好異常があります。次に並んでいる見出しは、あまりよく知られていない性嗜好異常の例になります。その多くは大いに啓発的な「Dictionary of Sexuality」のウェブ・サイトから集めてきたものです。

＋肢体欠損嗜好＋

肢体欠損嗜好の場合、手術で肢体を切断され、肢体を欠いている状態であることに反応して、性的興奮と快感が生じます（肢体欠損嗜好の一種に肢体欠損者嗜好があります。肢体欠損者嗜好の患者は、自分の恋人が肢体を欠いていると夢想します）。肢体欠損嗜好の患者は、肢体を切断されているということに対して、性的魅力に取り憑かれます。肢体を切断されているのは、自分自身であっても、ほかの誰かであってもかまいません。肢体欠損嗜好の患者の中には、家庭用の電気器具などに包帯を巻いて、義手・義足を着装する感覚をシミュレーションしようとする人もいます。

南アフリカ共和国の新聞「サンデー・タイムズ」１９９８年12月6日の記事によると、80歳のある男性とカリフォルニア州の70歳代の無免許外科医とが出会うことになったのは、80歳の男性の肢体欠損嗜好がその理由でした。80歳の男性は外科医に1万ドルを支払って、健康な脚を切断してもらおうとしたのです。手術は失敗し、男性は壊疽で数日後に死亡しました。それから外科医は逮捕され、男性を死なせた件で告訴されました。

+窒息嗜好+

窒息嗜好の場合、窒息状態にあること（ただし、意識を失うところまではいかない）に反応して、性的興奮と快感が生じます。首をくくったり、首を絞めたりする場合もありますし、ビニール袋やさるぐつわを使う場合もあります。言うまでもなく、ほんの一瞬の、まさに秒刻みのタイミングが決定的に重要であって、とくに自慰の場合はタイミングを間違えると命取りになります。実際、多くの事例で事故死という結果が生じています。

窒息嗜好の患者が「the Sexuality.org」のウェブ・サイトでみずからの習性について書いています。「私の目標は、意識を失って死んでしまうことなく、離陸して逃げ切ることである」と。

+年齢差性愛+

「年齢差性愛」は性的なパートナーとの関係において、実際よりももっと年上の、あるいは、もっと年下の人間に扮することに反応して、性的興奮と快感が生じるような性嗜好異常を表わす包括的な用語です。たとえば、幼稚症と少年愛（ロリータ症候群として知られています）、老人症と老人性愛（性的な相手が親や祖父母のような年齢でなければならない）などがあります。

「赤ちゃん扮装嗜好」と呼ばれる年齢差性愛の一種では、おむつをしている赤ん坊のふりをして、性的なパートナーにもそれにそった演技をさせることで反応し、性的興奮と快感が生じてきます。これには、赤ん坊になっている患者をしつけて、叱るという儀式的行為が伴うことがあります。

愛糞症・嗜糞症

愛糞症・嗜糞症の場合、排泄物に関わる活動に反応して、性的な興奮と快感が生じます。排泄物にかかわる活動には、浣腸や排便だけではなく、ほかにも臭いをかぐ、塗りつける、食べるなど、さまざまなかたちで排泄物と関わることが含まれます。こうした行動を表わす英語がscatで、牛馬の糞を意味するギリシャ語skatosに由来します。「浣腸嗜好」とは文字通り、浣腸し、浣腸されることに性的興奮と快感を生じるのです。

┼嘔吐愛好┼

嘔吐愛好の場合、性交中の嘔吐、自分に吐きかけられること、自分が吐き気を催すこと、パートナーに吐き気を催させることに反応して、性的な興奮と快感が生じます。吐瀉物は身体の上に吐き出されることもあるし、身体の中へ、たとえば、口の中に吐き出される場合もあります。こういった行動はSM関係の一部になり得るものです。

┼昆虫性愛┼

昆虫性愛の場合、セックスにおける昆虫の使用に反応して、性的な興奮と快感が生じます。昆虫性愛を実践するときのやり方のひとつは、性器に蜂蜜、ジャムなどの甘く、べとべとするものを塗りつけ、ハエやアリなどの虫が集まってきて、性器を刺激してくれるのを待つというものです。昆虫性愛の患者には、昆虫を膣や直腸に挿入して、虫が逃げ出そうとするときの感覚を楽しむ人もいます。

「踏みつぶしフェティシズム」の場合、自分で昆虫を踏みつぶすことによって、あるいは、女性が靴のヒールで虫を押しつぶすときのように、他人が虫を踏みつぶすのを見ることによって、フェティシストは性的に興奮します。G・A・パーソン教授の論文「Insect Fetish Objects」によると、「踏みつぶし（クラッシュ）フリーク」の国際的なコミュニティが存在し、「アメリカン・ジャーナル・オブ・クラッシュ・フリークス」や「スクウィッシュ（ぐしゃっと押しつぶす）」のような雑誌を講読しているのだそうです！

＋屍姦症（死体性愛）＋

屍姦症は死体に対して、性的に惹きつけられることです。「the Armageddon Entertainment」のウェブ・サイトには、死体性愛の興味深い歴史上の例がいくつか取り上げられています。古代エジプト人は数日間、遺体を薬品で処理せずにおくのが一般的でした。したがって、屍姦症の患者は遺体がミイラにされる前に、死体とのセックスを楽しむことができたのです。ユダヤの王ヘロデは亡妻マリアンヌの遺体のとなりで、7年間にわたって寝ていたといわれています。カール大帝も同様に、ドイツ人の愛人の遺体を手放そうとしませんでしたし、カスティリヤ王国のファナ女王も亡夫ブルゴーニュ公フィリップ（美公）の遺体を3年間、手元に置いておきました。

◆性嗜好異常◆

歩行不能者嗜好(abasiophilia)

歩行不能者嗜好の場合、性的なパートナーが足が不自由であるということに反応して、性的興奮と快感が生じます。この患者はたとえば、脊髄性小児麻痺、二分脊椎症(脊椎披裂)、脳性麻痺の患者のように、外科的に脚を補強する装具を身につけている人に強迫的に取り憑かれるということが見受けられます。

人形性愛(agalmatophilia)

人形性愛の場合、患者は裸体の彫像やマネキンに対して性的に惹きつけられます。患者が自慰を行いながら、彫像やマネキンを損壊するというように、サディスティックな要素が含まれる場合もあります。この性嗜好異常は彫像性愛、ピグマリオン性愛(自作物質愛)とも呼ばれます。

自己主役嗜好(autagonistophilia)

自己主役嗜好の場合、見られること、カメラで撮影されること、舞台上で見物されることに反応して、性的興奮と快感が生じます。

自己暗殺嗜好(autoassassinophilia)

自己暗殺嗜好の場合、自分自身が他人の手によって暗殺されるにふさわしい人物を演じるということに反応して、性的興奮と快感が生じます。

カテーテル嗜好(catheterophilia)

カテーテル嗜好の場合、カテーテルを尿道に挿入されるということに反応して、性的興奮と快感が生じます。

買春嗜好(chrematistophilia)

買春嗜好の場合、性行為のためにお金を支払うように強いられることに反応して、性的な興奮と快感が生じます。性的なパートナーに金品を奪われるということも、買春嗜好の患者にとっては刺激となります。

感電性愛(electrocutophilia)

感電性愛の場合、肛門と直腸の周辺、ペニス、陰嚢、膣、陰核、女性器の外陰部、尿道、乳首、ほかにも選ばれた身体の部分を電気で刺激することに反応して、性的な興奮と快感が生じます。これはSMの儀式の一部になりえます。残念なことに注意しないと、事故死が起こる可能性があります。

窃盗愛欲症(kleptophilia)

窃盗愛欲症の場合、性的パートナーと仮想される人の住居に不法に押し入って、何かを盗むということに反応して、性的な興奮と快感が生じます。仮想の性的パートナーは知っている誰かの場合もあるし、見知らぬ人の場合もあります。この行動には、力ずくでセックスを要求することが含まれる場合と含まれない場合とがあります。

◆性嗜好異常◆

汚物愛好(mysophilia)
　汚物愛好の場合、汗臭い下着、汚れた衣服、(おそらく使用済みの)生理用品のにおいを嗅ぎ、味わい、噛みしめるなどして存分に楽しむことに反応し、性的な興奮と快感が生じます。この行動では、自分で自分自身を堕落させること、自己卑下が大きな役割を演じます。

鼻腔嗜好(nasophilia)
　鼻腔嗜好の場合、性的パートナーの鼻に触れ、鼻を吸ったり、なめたりすること、あるいは、単に鼻を眺めることに反応して、性的興奮と快感が生じます。

瞠視症(どうし)(scoptophilia)
　瞠視症の場合、ほかの人びとがセックスしているのを見ることで、性的興奮と快感が生じます。瞠視症がのぞき(窃視)と異なるのは、瞠視症の場合、他人のセックスをこっそりと内密に見るのではなく、公然と合意のうえで見るという点です。

鉄道列車性愛(siderodromophilia)
　鉄道列車性愛の場合、鉄道の列車に乗るということに反応して、性的興奮と快感が生じます。

睡眠性愛(somnophilia)
「眠れる森の美女症候群」としても知られるこの性嗜好異常は、眠っている見知らぬ人のところに忍び入って、キスや愛撫、オーラル・セックス(口唇性交)で目を覚まさせることに反応して、性的興奮と快感が生じるということです。これは暴行を含みません。

災厄性愛(symphorophilia)
　災厄性愛の場合、交通事故などの災厄の可能性を考えること、ないしは、災厄を待ち望むことに反応して、性的興奮と快感が生じます。

生き埋め性愛(taphephilia)
　生き埋め性愛の場合、文字通り、生き埋めにされることに反応して、性的興奮と快感が生じます。

尿愛症・嗜尿症(urophilia)
　尿愛症・嗜尿症の場合、排尿されること、誰かに向かって排尿すること(別名、「金水シャワー」)、誰かが排尿するのを見ることなどに反応して、性的な興奮と快感が生じます。尿愛症はしばしば、「放尿性愛」ともいわれます。尿臭症・ルニフルールは尿のにおいに性的に惹きつけられることを指しています。

性交に関するさまざまな目新しい用語

以下において並べてあるのは、日常会話で使われることはあまりない、性交に関連する言葉です。

・**収斂薬（アストリンゼント）処置**――化学薬品を使用して、膣の粘膜を収縮させます。たいてい、処女だと装う目的で用いられています。

・**鳥姦**――鳥との性交。「the World Sex Records」のウェブ・サイトには、サド侯爵はパリの売春宿では、一般的に七面鳥が使われると書き残したそうです。気弱な人には向きませんが、こうした状況でオーガズムを高める方法のひとつとして、射精の瞬間に（かわいそうに！）七面鳥の首を切り落とすことがありました。なぜなら、七面鳥の体温が突然上昇し、死の瞬間にけいれんするので、それによってオーガズムが高められると信じられていたからです。

・**腋窩性交**――腋の下を用いたセックス。男性がパートナーの女性の腋の下に陰茎を押しつける、など。

・**フロタージュ（こすりつけ・摩擦症）**――相手の同意が得られないまま、性的な興奮を目的として、自分の身体を衣服ごしに他人にこすりつけること。

・眼球なめ——性的な快感を目的として、誰かの眼球をなめること。
・部分性愛(局所性愛)——ある人全体に性的に惹きつけられることはないのに、その人の身体のある部分に性的に惹きつけられること。
・わいせつ電話——電話でわいせつな話をしたいという強迫的な衝動。

第6章 睡眠障害

夜も、昼も、一刻だって、あいつの厚いまぶたに眠りなんか宿らせるもんか。

ウィリアム・シェイクスピア

私たちの多くは、眠れない夜がどのようなものであるか、知っています。果てしなく暗闇が広がる中をのたうち回って、時計をじっと見つめる。これ以上、眠らずにはいられないと神経をすり減らしていき、羊を数え、コーヒーのお代わりなんてするべきではなかったと呪いたい気分になる、そんな夜です。

しかし、睡眠に関する問題は数多くあって、たまたま不眠の期間があるとか、ときどき意識がもうろうとした状態で目が覚めるなどという以上に、もっと複雑な症状が出てくるものもあります。残念ながら、こういう複雑な症状が出てくる睡眠障害は、私たちが考える以上に、ずっとありふれているのです。

睡眠は5段階の複雑なプロセスです。第1段階が軽い睡眠で、第2段階、第3段階、第4段階が深い睡眠になります。そして、第5段階がレム睡眠（急速眼球運動睡眠）です。順調に進む場合、私たちは第1段階→第2段階→第3段階→第4段階→第3段階→第2段階→レム睡眠→第2段階→第3段階→第4段階→第3段階→第2段階→レム睡眠といった順序で、何度かくり返したあとで、朝、目が覚めるということになります。

レム睡眠の段階を何度も経験すればするほど、私たちは朝、よく休めたと感じることになります。睡眠のサイクルが妨げられると、もう一度、第1段階からやり直さなければならないので、結果として、体力の回復に役立つレム睡眠の段階を経験することも少なくなってしまいます。そもそも睡眠は、いろんなことから妨害を受けます。赤ちゃんの泣き声であったり、午前3時にパール・ジャム（訳注20＝アメリカ・ワシントン州シアトル出身のロックバンド）を演奏する隣人であったり……。ほかにも、何らかの外的要因で睡眠が妨げられるということがあります。

しかし、私たちの内側から起こる睡眠障害の結果として、睡眠が妨げられるということもあります。比較的、よく見られる睡眠障害が下肢静止不能症候群（むずむず脚症候群：ＲＬＳ）です。ＲＬＳの患者は、夜、脚をじっとさせておくことが難しく、脚のせいで手のつけられない状態へと駆り立てられます。痛みやかゆみ、ちくちくしたり、ほかにも本当に患者たちを困らせてしまう感覚が生じるのです。患者は脚を動き回したい衝動を感じます。脚を曲げたり、伸ばしたり、何でもいいから、とにかく、不快感を取り去ってくれる動きを抑えることができません。唯一、ほっとできるのは、夜中に起き上がって、ハムレットの父親の幽霊のように、家の中を歩き回ったり、熱いシャワーを浴びることだけだ、などという場合もあります。しかし、残念なことにベッドに戻ると、たちまち、どうにもならない不快感が戻ってきてしまうのです。

しかも、この奇妙な睡眠障害ひとつでは足らないとでもいうかのように、ＲＬＳ患者の多くが、周期性四肢運動症候群（ＰＬＭＳ）も抱えています。ＲＬＳとは違って、ＰＬＭＳの症状は患者が実際に眠っている間に現われます。主な症状は周期的な脚のけいれんです。けいれんのせいで、短時間睡眠が妨げられ、そのことに患者が気づく場合もありますが、患者に意識されない場合もあります。ＲＬＳとは異なり、ＰＬＭＳは患者が眠っているときに不快感をもたらすものではありませんが、患者が起きている昼間に、眠気を催したり、あくびが出たりする原因になることがあるのです。

もうひとつ、よく見られる睡眠障害は歯ぎしりです。歯ぎしりは本人の歯に多くのダメージを与えますし（夜毎に歯がすり減って、傷ついていくことを想像してみてください）、隣りで眠っている人を悩ませ（黒板を爪で引っかくときの10倍の不快な音を想像してみてください）、あごの不具合や損傷につながるのです。

しかし、ＲＬＳとＰＬＭＳ、それから歯ぎしりという3つの睡眠障害は、たしかに困ったものですが、睡眠時随伴症として知られる、もっと深刻な睡眠障害と比べると、害の少ないものです。性嗜好異常（性的倒錯）の場合と同じように、睡眠時随伴症は睡眠障害に関係する症状全体に対して適用される名称です。睡眠時随伴症の特徴は、睡眠中の奇妙な振る舞い、眠っているとは思われない行動です。睡眠時随伴症患者の奇妙な行動例としては、住宅の清掃、家具の移動、調理と食事などがあります。睡眠時随伴症の患者が睡眠中にタバコと生のベーコンを食べようとしていたという報告もあります。患者は自分の夜間の行動を翌日に思い出すことはありません。ですから、目撃者がいない場合、睡眠時随伴症を患っているということの唯一の手がかりは、枕に食べ物の染みがあるとか、不思議なことに部屋が模様替えされているとか、そういうことだけかもしれません。

さて、これから睡眠時随伴症に分類される睡眠障害の例をいくつか見てみることにしましょう。それは夢中歩行（夢遊病）、睡眠関連摂食障害、寝言、睡眠時驚愕症、レム睡眠行動障害、多発性睡眠障害です。さらに、新しい睡眠時随伴症であると考える専門家もいる「睡眠時性行動」にも触れることにします。

夢中歩行（夢遊病）

1981年、アリゾナ州スコッツデールに住む男性、スティーヴン・スタインバーグが妻を包丁で26回突き刺し、殺したという理由で告訴されました。ローレンス・マーティン博士の「Can Sleepwalking Be a Murder Defense ?」という論文によると、スタインバーグは殺人を犯したことは認めたものの、殺人は夢遊状態での行為であって、その時まともな判断ができる状態だったとは考えられないと主張しました。ある精神科医は、スタインバーグは妻を攻撃しているとき、「解離性反応」の状態にあったと証言しました。陪審員は全員一致で、一時的な精神異常を理由に、スタインバーグに無罪を宣告しました。

マーティン博士はケネス・パークスについても触れています。パークスは、カナダ・トロント在住の23歳の男性で、1987年のある朝、起床すると、車で妻の父母のところに乗りつけました。パークスは義母を刺殺し、また、義父も襲撃しました（幸いにも、義父は命を取りとめました）。凶行を終えると、パークスは警察署に向かい、警察官に「自分は何人かの人を殺してしまったと思う」と言いました。

パークスの主張は、「自分は殺人と殺人未遂に関して何も思い出せない」というものでした。パークスには夢遊病の病歴があったので、弁護士と精神科医は、パークスは殺人行為の間、眠っていたのだと主張しました（警察署に向かって車を走らせていたとき、パークスが眠っていたのかどうかということははっきりしませんが）。パークスは義母の殺人に関しても、義父の殺人未遂に関しても、無罪を宣告されました。

被告人が裁判で「被害者に危害を加えていたとき、自分は夢遊状態であって、したがって、自分は犯罪行為に関して無罪である」と主張する殺人事件は、ほかにも数多くあります。

夢中歩行、あるいは夢遊病は、睡眠中に歩いたり、動き回ったりする睡眠障害で、本人はそのことに気づいていませんし、その記憶もありません。夢遊病は遺伝する傾向があります。夢遊状態で歩いているところを目覚めさせるのは、とても難しく、また、夢遊病の発症は普通、思春期以前です。夢遊病は男子のほうが女子の場合より多く見られ、また、ティーンエイジャーや大人ではなく、もっと年齢が下の児童・小児によく見られます。

夢遊病の患者は、本当に眠っているにもかかわらず、驚くほど見事に、障害物を避けて動き回ります。しかし、家族に夢遊病の患者がいるならば、危険になり得るもの、たとえば、ナイフや火器、発火装置などをちゃんと片づけておかなければなりません。ドアと窓は閉めて、鍵をかけておきましょう。そうすれば、患者が転落したり、さまよい出てしまったりすることもありません。できれば、患者の寝室は一階にするべきです。

もっとも深刻な場合、夢中歩行はほとんど毎晩発症し、とくに住居の外に出てしまうと、患者の身体の負傷を伴うことがあります。ガラス窓に向かって突き進んでいく患者さえいるということも知られています。そのような深刻な事例では、医療的な対処法を早急に探さなければなりません。

睡眠関連摂食障害

アレン・ブーンは雑誌「Sleep Review」の記事で、以下のような症例を報告しています。ある女性が医師の勧めで、睡眠の専門家の診断を受けにいきました。女性は昼間、著しい眠気を感じていました。したがって、仕事に集中するのが困難になっていたのです。また、食習慣には注意していたのにもかかわらず、ずいぶんと体重が増えていったのです。

女性の話でひとつ興味深いことがありました。朝、目を覚ますと、台所の流しが汚れた食器やクッキーの食べかすで一杯だったというのです。でも、女性にはどうして流しがそんな状態になっているのか、ちっともわかりませんでした。

診断の結果、彼女は睡眠関連摂食障害を患っていることが判明しました。夢遊病と関連がある摂食障害です。この摂食障害を患っている患者は真夜中に起きて、食事をとりはじめます。手のかかる食事を準備することさえあります。でも、翌朝にはそのことをまったく覚えていません。

この摂食障害は夢遊病と関連するものであって、夜間摂食症候群とは区別されます。夜間摂食症候群を患っている場合、患者が真夜中に目を覚ますのは、スナック菓子へと駆り立てられる圧倒的に強い衝動があるからですが、そのとき患者は完全に目覚めており、その間ずっと、意識もはっきりしています。

睡眠関連摂食障害の患者は、夜中の1時、2時に、何を食べるかということに関して、見境のないことがよくあります。何でもむしゃむしゃと食べてしまうのです。キャット・フードを食べたという症例もあり、塩と砂糖をはさんだ「サンドウィッチ」や生のベーコン、コーヒーとミルクでできた「スムージー」などというものまで報告されています。また、ひどいものでは、タバコの吸い殻、マーガリンの容器のプラスティックのふた、アンモニアの洗剤液というのもありました。ある患者は睡眠中にバターの入ったアルミニウムの缶をよこせと要求し、その缶を食べようとしたそうです。

患者は何を食べるかということだけではなく、どのように食べるかということに関しても、とくに決まったやり方が見られるわけではありません。台所をあちこちひっくり返してめちゃくちゃにすることもありますし、調理していないスパゲッティの麺を手で食べるなどということもあります。ある女性が真夜中に裸でパンケーキを食べたという報告もあります。

患者が自分の抱えている病気を知ることになるのは、目撃者がある場合や、朝、目覚めたときに、真夜中のどんちゃん騒ぎの食事の「証拠」を発見する場合にかぎられます。ある女性は、朝、寝巻きのあちこちにピーナッツ・バターとスパゲッティの染みがついているのを発見することがよくあると言いましたし、また、深刻な後遺症を報告している患者たちもいます。たとえば睡眠中に調理することが原因で、裂傷、切り傷、やけどが生じてしまう、などです。

寝言

「そんなふうにドタンバタンとするために、そのムカつくボウルを使うのはやめろ。今、すぐにやめるんだ！　そんなもの、ここから叩き出せ！　さあ、やるんだ！　お前にいうのは、今朝、これでもう四度目だ。耳が聞こえないのか、口が利けないのか、そんなの知ったことじゃないが、ちくしょう、まったく四六時中、イライラする!!　一体、お前はそのでかい目で、何を探しているっていうんだ？」

これらの奇妙な発言は、ある男性の睡眠中のものです。男性は完全に眠っていました。この寝言は睡眠障害に関するテレビ番組のために記録され、2003年2月3日、チップ・ブラウンが「ニューヨーク・タイムズ」の記事で報告しました。

男性は寝言として知られる睡眠時随伴症を患っています。この睡眠時随伴症の特徴は睡眠中に話をするということです。話す内容は、二言、三言、口ごもってごにょごにょ言うだけのこともあるし、独立宣言の全文という場合もあります。患者は眠っているので、朝、この行動を思い出すことはありません。症状はしばしば、一時的なものであり、ストレスや病気、あるいは、ほかのもっと深刻な睡眠障害と関係している場合もあります。

寝言を言うのは比較的無害です。ただし、国家機密を暴露したり、不倫の情事をもらしているのでなければ、という話です。実際、睡眠関連のあるウェブ・サイトでは、男性がサイトの助言者に次のように書き送っていました。「自分は睡眠中にいつも寝言でほかの女性のことを言ってしまうので、恋人とトラブルになる」。その男性は「自分は恋人を愛している」とも書いています。サイトの担当者は返信で、睡眠導入薬ともっと深く眠る方策とを勧めました。もっと深く眠ることで、寝言の習慣を麻痺させようということでしょう。そうじゃなければ、ほかの女性とデートしたいという潜在的な欲求があるように見えるのだから、この際自由になって、その欲求にしたがってみてはどうかと勧めたのでした。

睡眠時驚愕症

あなたは真夜中に目が覚めて、恐怖で叫び声を上げ、見えない敵から逃れようともがくということまで経験したことがありますか？　もしそのような経験があるなら、あなたは睡眠時驚愕症を患っていたのかもしれません。睡眠時驚愕症の特徴は、突然目が覚めて、圧倒的な恐怖の感情に襲われ、それが原因で身体的な反応が引き起こされ得る、場合によっては激しい、乱暴な反応が引き起こされ得るということです。睡眠時驚愕症の患者は自分自身やほかの人びとに危害を及ぼすことで知られています。ほかの睡眠時随伴症と同様に、睡眠時驚愕症の患者は何が起こったか、翌朝には覚えていません。睡眠時驚愕症は夢魔・悪夢（訳注21＝悪夢は浅い眠りのときに起こり、夢の内容に反応して恐怖を感じるものであり、睡眠時驚愕症とは実際には異なる）、睡眠中の不安発作（重度の無意識的な感情の解放）、夜泣き、夜驚症としても知られています。

レム睡眠行動障害

通常のレム睡眠の周期中、眠っている人は一時的に麻痺させられ、動くこと、あるいは、動かされることがありません。ほとんど唯一、動いているのは、目（したがって、レム＝急速眼球運動という表現が使われます）と脳の中で繰り広げられるあわただしい夢の活動のみです。

しかし、レム睡眠行動障害を患っていると、麻痺が部分的に、または、全面的になくなってしまって、眠っている人が夢を身体で実演できるようになります。これが結果として、激しい、乱暴な振る舞いにつながり、自分自身やほかの人びとにけがをさせるということにもなりかねません。たまたま、『指輪物語』の戦闘シーンの夢を見ているとするならば、これがどんなにひどいことになるかははっきりしています。事実、チップ・ブラウンの記事に登場した寝言の男性は、あるとき、自分がシカの首を折ろうとしている夢を見ました。男性は妻が叫び声を上げたので、突然目を覚まし、自分が妻と一緒にベッドに横になっていたことに気づきました。男性が折ろうとしていたのはシカの首ではなく、妻の首だったのです。しかし幸いなことに、妻は命を取りとめました。

睡眠時性行動

ある女性は夫が夜行性の獣になってしまったことに気づきました。夫は最近、まどろんでいる状態にありながら、妻の身体をまさぐり、咬みついたりする異常に攻撃的な性交を始めるようになっていたのです。しばらくの間、妻は夫が眠っているふりをしているのだと考えていました。しかし、ようやく、妻も夫が本当に眠っているのだということに気がついたのです。なぜならば、翌日、夫は前の晩のことを覚えていないように見えたからです。

睡眠時性行動（ＳＢＳ）は、公式に認められているわけではありませんが、睡眠時随伴症の仲間に新たに加えることのできる症状です。ＳＢＳは睡眠中に性的な活動――強力で、攻撃的で、普段の患者自身を思うとまったくふさわしくない性的な活動――を始めることです。

ＳＢＳ患者の性的パートナーは、夜の激しい一戦を楽しむようになる場合もあります。しかし、強姦や残忍な性行為になることもありますし、ほかにも、不適切な行動（たとえば、近親姦や子どもとの性交など）と関わってくる場合もあります。

ＳＢＳ患者は、しばしば、自分の症状を医師に報告しません。自分がしてしまったことへの罪悪感や困惑・きまり悪さから報告しないのです。女性も男性と同様に、ＳＢＳを患うことがあります。睡眠中の性的な活動がパートナーに向けられる場合もありますし、パートナーなしで完全に自分ひとりで行われる場合もあります。睡眠中の自慰行為の症例として報告されているものには、激しく、衝動的・強迫的な性質を持っているものが多々あります。しかし、ＳＢＳの症例には比較的、穏やかなものもあり、睡眠中に性的なうめき声を上げるというだけの場合もあります。

多発性睡眠障害

睡眠障害の患者の中には、同時に複数の睡眠障害を患っている人もいます。このことから、ある種の睡眠障害には根底に共通する原因や、そうでなくても、こういった睡眠障害を結びつける要因が何かあるのだという考え方には、信憑性が高まります。たとえば、27歳のある男性には9歳のときからの夢遊病の病歴がありました。成人になると、男性は夢の実演もするようになったのです。すなわち、レム睡眠行動障害の症状のせいで、男性自身と妻、赤ちゃんが身体に損傷を受けることになりました。この発病がおよそ週に一度は起こったのです。

また、20歳代前半の頃から、男性は睡眠中に性行為を始めるようにもなっていました。男性は性交を完遂しましたが、翌日にはそのことを覚えていませんでした。睡眠の研究者たちは男性に夜間の撮影に同意するように依頼しました。しかし、男性は拒否しました。

ナルコレプシー（嗜眠(しみん)症・居眠り病・一時的睡眠発作症）

ナルコレプシーは睡眠時随伴症ではなく、非睡眠時の睡眠障害の一種です。ナルコレプシーの患者は、不適切なときにたっぷりと眠らなければならなくなるという症状を患います。ナルコレプシーの睡眠はどんな時でも襲ってくる可能性があります。車を運転しているとき、ほかの人と会話しているとき、通りを歩いているときなどでもそうです。急な睡眠はほんの数秒のこともあれば、30分以上続くこともあります。

ナルコレプシーは睡眠と覚醒を調整する脳の部分を混乱させることで、患者に影響を及ぼします。その結果、突然、不適切にレム睡眠が始まります。それはマサチューセッツの有料道路を時速65マイル（約105キロ）で飛ばしている間でさえ、起こり得るのです。

ナルコレプシーのその他の特徴に、情動脱力発作があります。情動脱力発作とは突然、筋肉を統御できなくなることで、これに襲われると患者は地面に倒れてしまったり、手荷物を落としてしまったりすることがあります。また、ナルコレプシーの患者は睡眠時の麻痺を患うこともあります。麻痺のせいで、患者は睡眠の状態から覚醒の状態に移行するとき、あるいは、逆に、覚醒の状態から睡眠の状態に移行するときに、動くことができなくなったり、口を利くことができなくなったりします。睡眠の状態から覚醒の状態への移行、逆に、覚醒の状態から睡眠の状態への移行のときに現われる可能性のある、もうひとつの症状が入眠時幻覚症状です。入眠時幻覚は鮮明な夢のような幻覚像で、悪夢のように恐ろしいものになり得るのです。

現在のところ、ナルコレプシーの治療法はありません。しかし、興奮剤と抗うつ薬が症状に対処するときの助けにはなります。

第7章

病院物語

外科医はメスを手に取るときは、十分に注意しなければならない！

エミリ・ディキンソン

テレビドラマ「ＥＲ緊急救命室」やほかにも医療に関するテレビ番組にはまっている人は知っているのですが、病院ではおよそ起こる可能性のあることすべてが、実際に起こるかのように見えます。病院とは、人生のもっとも楽しい喜劇ともっとも暗い悲劇が演じられる現実の劇場なのです。

第7章には、病院で演じられるさまざまな人生模様のうち、もっとも楽しい喜劇ともっとも暗い悲劇の両方が出てきます。面白いほうには、めずらしくて大笑いしてしまうような問題を抱えた患者と、こちらも同じく、めずらしくて大笑いしてしまうような対応をした医師に関する逸話があります。

他方、もっと暗澹としているものには、病院の処置がひどく間違ってしまったという話が出てきます。

私たちが頭に思い浮かべることのできるいろんな世界の中で、最善の世界の病院であるならば、手術やほかの医療処置は、きっと間違いのないものになることでしょう。医師は常に適切な手足を切断し、適切な臓器を切除するでしょうし、決して間違いを犯すことはなく、手術器具を身体の中に置き忘れるなどということはありえないはずです。しかし、現実がそうだとはかぎりません。

同じことが手術室の外での医療的な処置に関しても当てはまります。患者の健康と幸福に関して、すなわち、生と死との微妙な境界線に関しては、医師や看護師、それに、ほかの医療従事者もほんのちょっとした間違いでさえも許されないのです。

しかし、現実には間違いが起こります。国立学術院医学協会の1999年の報告によると、毎年4万4千人から9万8千人ぐらいの患者が医療過誤で亡くなっています。患者が間違った治療を受けるケース、化学療法の薬品の処方される量が間違っているケース、さらにもっとひどいケースも驚くほどごく普通に見られるのです。

医療過誤のひとつに、「誤った箇所の外科手術」があります。たとえば、本来、手術するべきであったのとは反対側の脳の部分を手術してしまうといったようなミスであり、1990年代半ばごろから、国全体で問題だと認められるようになってきています。こうしたミスの多くは、ほかのどこともと提携していない、独立の（したがって、病院に付属していない）外科診療所で発生する傾向があります。診療所はしばしば、病院より少ないスタッフで運営されているからです。こうした悲劇的なミスを回避するために、アメリカ合衆国における病院の大部分の設置を認可する医療施設評価合同委員会（ＪＣＡＨＯ）は、「患者の安全に関する国家としての目標」を作成しました。この目標の中には、手術の前に、患者から外科医に手術箇所に印をつけるように注文することを推奨するとの項目が含まれています。医師と患者の双方が手術に関して、確実に考えが一致するようにするためです。

もちろん、人為的なミスだけが医療事故の唯一の原因であるというわけではありません。偶然による事故もあります。サイコロが間違った仕方で転がるということがあるのです。命にかかわるリスクが０・０１パーセントである処置を受ける患者が、その不運な０・０１パーセントの中に入ってしまうということが、実際に起こり得るのです。

この章では、医療過誤の際立った事例をいくつか紹介します。それは、偶然による場合もありますし、不注意による場合、不運な状況による場合もあります。また、最後に見てもらうように、患者の自傷行為による場合もあります。

殺人ネズミ

ホンジュラス共和国の首都テグシガルパでは、マリオ・カタリノ・リヴァスト病院の患者12名以上が小さなネズミのせいで亡くなりました。

「the Weird But True !」というウェブ・サイトによると、問題のネズミはある夜、病院の電気系統で狂ったように獲物を奪い合い、挙げ句の果てに、配線を何本もかじってしまったのです。その結果、ＩＣＵでは電気がショートし、患者は必要な酸素が供給されずに、亡くなってしまいました。看護師が亡くなっている患者を発見したのは、翌朝のことでした。

憐れな患者

ＢＢＣニュース・オンラインのウェブ・サイトにおける「Bizarre Tales from A & E」には、患者の身元間違いに関する奇妙な話が載っています。ある男性が処置室に入りましたが、処置を受ける前に亡くなりました。ひとりの看護師が患者のジャケットを脱がせ、身元を確認しようとポケットを探ってみました。ようやく何か見つけて、看護師は「彼の名前はジョン・スティーヴンズです」と言いました。

これを聞いた麻酔専門医が言いました。「ジョン・スティーヴンズは私だ。それは私のジャケットなんだ」

誤った改善策

もうひとつ、BBCニュース・オンラインの記事には、実に痛々しい問題を抱えて処置室に現われたある老人の話が出てきます。老人は真っ直ぐに排尿ができないことに悩まされていました。それで、症状を改善するために、彼はペニスにボール・ペンの一部を挿し込んで、真っ直ぐに排尿したのです。しかし、ペンを引き抜くためには、医療の助けが必要になったのでした。

サンタ・クロース志願者

BBCニュース・オンラインにはこんな話もあります。ある男性が休日にサンタ・クロースとして振る舞ってみようと考えました。屋根にのぼって、クリスマス・プレゼントを持って、煙突を降りていこうとしたのです。安全を確保するために、腰にロープを結わえ付け、ロープのもう一方の端を車のバンパーに結んでおきました。

しかし不運なことに、妻が車に乗り込み、発車させてしまったのです。幸い、男性は軽いけがだけで、命に別状はありませんでした。

反対の腎臓

2人のウェールズ人の外科医が、70歳のグラハム・リーヴズの死に関して、裁判にかけられました。リーヴズは外科医たちが本来、取り除くべきであったのとは反対の腎臓を切除してしまってから5週間後に亡くなりました。2000年1月、リーヴズは病んでいる右の腎臓を切除してもらうために、ラネスリーのプリンス・フィリップ病院に入院し、手術への同意書に署名しました。しかし、「一連の致命的なミス」(起訴状にはそう書かれている)のせいで、主任外科医のジョン・ロバートとそのチームは健康な左の腎臓を摘出してしまったのです。手術当日、だいぶ遅くなってから、リーヴズは未だに残っている病気の腎臓を摘出するため、二度目の手術を受けました。後日、リーヴズは透析のために別の病院に移されましたが、敗血症を発症し、結局亡くなってしまったのです。

しかし、2人の医師はともに告訴に関して無実とされました。

患者の取り違え

「ニューヨーク・タイムズ」２００２年６月８日の署名記事「Oops, Wrong Patient : Journal Takes on Medical Mistakes」において、デニス・グラディは医療過誤に関する新しい一連の論文を紹介しました。紹介されている論文は学術誌「Annals of Internal Medicine」に掲載されていたものです。

論文のひとつでは、名前が似ている2人の患者が取り上げられています。２人は病院ではひとりがミセス・モリス、もうひとりがミセス・モリソンと仮に呼ばれていました。ミセス・モリスが入院していたのは、脳の動脈瘤(りゅう)の手術のためでした。ミセス・モリソンのほうは、とくに、健康を害しているというわけではありませんが、心臓の詳しい検査のため、侵襲的な処置を受けることになっていました。

ある一連の混乱（それは一部、名前が似ているということとも関係しています）のせいで、ミセス・モリスが手術室に運ばれました。ミセス・モリスは鼠径部(そけいぶ)を切開され、動脈に管を挿入されました。管は心臓へと進んでいきます。ほかにも、いろいろな処置を受けました。そこまで来て、医師は患者が違っていることに気づいたのです。医師はミセス・モリスに侵襲的な処置を受けさせただけではなく、彼女をいくつもの不必要なリスク——感染症、出血、脳卒中、心臓麻痺など——にさらしてもいたのです。医師はずっとミセス・モリソンに処置を加えていたはずだったのです。

不当な扱いを受けたミセス・モリスですが、このような経験をさせられたことに対して、とても寛大でした。彼女は告訴しなかっただけでなく、「少なくとも自分の心臓が健康だということはわかったわ」とお礼まで言ったのでした。

右脚と左脚

1995年、51歳の男性ウィリー・キングは、フロリダ州タンパの大学コミュニティ病院に入院しました。病気の右脚を切断する手術を受けるためです。さまざまなニュース報道によると、担当外科医が右脚と左脚を取り違え、反対の脚を切除してしまったそうです。

キングは糖尿病患者で、両脚とも進行性の血管疾患を患っていました。実際、彼の左脚は右脚と比べて、状態が良好であるというわけではなかったのです。しかし、彼本人が切除してもらいたかったのは、右脚でした。右脚のほうが痛みが大きかったからです。

この事故ののち、キングは病院を告訴しました。裁判は最終的に、当事者間の和解で決着しました。

奇妙な誕生日

ミズーリ州カンザス・シティのある復員軍人庁病院は1998年、2通の「誕生告知」を出しました。この誕生は、赤ちゃんとはまったく関係ありません。つまり、人間の赤ちゃんとは関係がないということです。そうではなくて、昏睡状態の患者の鼻の中で、ウジ虫のタマゴが孵(かえ)っていたのが発見されたのです。

「私たちはこの件から学び、こういったことが二度と起こらないように措置を講じました」。AP通信の記事から引用すると、病院の施設管理者であるパット・ランドンはこのように発言しました。

AP通信の記事は続けて、次のように説明しています。すなわち、学術誌「Archives in Internal Medicine」に出ているある報告によると、病院はネズミとハエで汚染されていたというのです。施設管理者のもとで働いていた職員たちはネズミが足元を駆け回っていることがあると言いました。病院のカフェテリアと食品の保管所が誤って清掃箇所のリストからはずされてしまってから、ネズミによる汚染が始まったようです。ネズミが入り込むようになると、しだいに、病院のほかの場所にも出没するようになっていったのです。

有害動物駆除の担当者が雇われ、1998年の7月にネズミを根絶しました。しかし、担当者はネズミの死骸をすべて片づけることを忘れていました。この見落しのせいで、次に、ハエによる汚染につながったと報告されています。ハエは好んでネズミの死骸にタマゴを産むのです。

このウジ虫が昏睡状態の患者の鼻孔から見つかったのは、1998年7月22日でした。2人目の昏睡状態の患者が不本意ながらウジ虫の親になってしまったのは、1998年9月30日か、あるいはそれ以前であったと考えられます。

置き忘れたスポンジ

マリヤ・トヴィアスがテキサス州のある病院を告訴したのは、1999年、腹部の外科手術のあとでさまざまな症状が併発していたからでした。トヴィアスの主張では、手術後9カ月になるのに、腹部の痛みが続き、漿液腫（しょうえきしゅ）ができていました。

「the Jester's Courtroom Archive」のウェブ・サイトに公表されている「National Law Journal」の項目によると、トヴィアスの不快な症状の原因は、開腹手術の傷口を縫い合わせたときに胃に置き忘れられたスポンジでした。病院側と外科医は無罪を主張し、外科手術で使用したスポンジはすべて確認できていると言いました。この不可解な余分のスポンジがどうしてトヴィアスの胃に入ることになったのか、説明できないというのです。陪審員はトヴィアスに有利に評決し、ほぼ50万ドルの賠償額を裁定しました。

「ニュー・イングランド医療ジャーナル」2003年1月のある研究論文によると、トヴィアスの事例はもっと大きくて、非常に深刻な問題があることを表わしています。この著者は、毎年、平均で1500ものスポンジや鉗子（かんし）などの外科手術の道具がアメリカ人患者の体内に置き忘れられていると主張しています。

奇抜なヘアスタイル

AP通信の記事によると、ペンシルベニア州リーハイトンの25歳の男性、ウィリアム・バートロンが病院に現われたのを見た医師たちは驚きました。バートロンは1インチ（2・54センチ）の長さのクギが少なくとも12本、頭に突き刺さっている状態でやって来たのです。バートロンは電動のこぎりで手を切ってしまいました（偶然の事故でした）。救助を待っている間、どうしてよいかわからないほどの極度の痛みを紛らわそうとして、彼は何度もくり返し、クギ打ち機で自分の頭にクギを打ち込んでしまったのです。

第8章 美の処方せん

おお、美よ、おまえはもう十分ではないのか?
——サラ・ティーズデイル

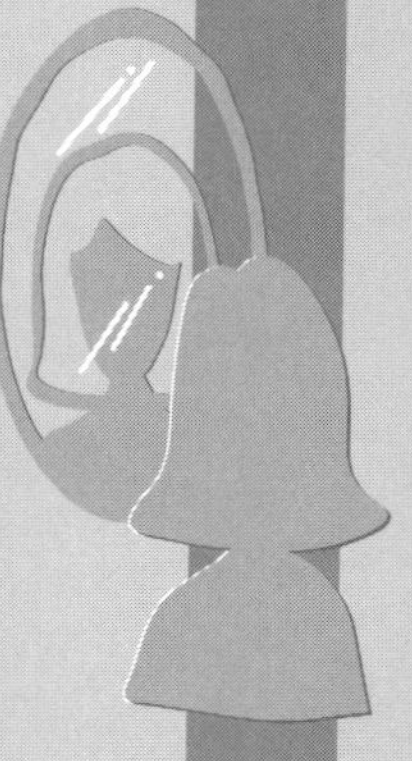

私たちが生きている社会は、美しさと若さと性的魅力とに取り憑かれたシビアな社会です。そこで、生まれながらに美しさに恵まれているわけではない人びと、あるいは、自分が持っている以上の美しさを求める人びとのために、少しばかり手を加えて、自分の望む方向へと引っ張っていってくれるかもしれない、ありとあらゆる種類の対処法が存在します。胸をもっと大きくすることでも、お腹をへこませることでも、あごをもっとたくましくすることでも、しわを少なくすることでも、私たちの相談の内容がどんなことであろうとも、すべての相談者のために、何らかの医療的な手立てがあるのです。

もちろん、こういった美容のための処置には費用がかかります。美容にはお金もかかるし、効果が現われるまでに、時間もかかることがあるというだけでは話はすみません。ひとたび美しさを向上させるということに乗り出すと、際限なく車輪を回し続けるハムスターのように、女性は（そして、ますます多くの男性も）生涯ずっと、美しさ向上の車輪から脱け出せなくなってしまうのです。さらに悪いことに、こうした美容のための処置がさまざまな好ましくない副作用と後遺症をもたらすことがあります。最悪の場合、病気になったり、生涯にわたって消えない傷が残ることがあります。また、死に至ることもあるのです。

他方で、美容法を支持する人びとは、もっと美しい外見になったり、性的な魅力を感じさせるようになったりすることは、何も悪くないと主張します。美しくなるということには、恋愛や仕事、収入、さらに、すべてを考慮に入れたうえでの幸福感に波及効果があるというのです。

言うまでもないことですが、美しさを向上させることへの執着という現象は、豊胸手術とボトックス（訳注22＝ボツリヌス毒素の注射）をもって、はじめて見られるようになったのだ、というわけではありません。女性たちは何千年もの間、ずっと美しさの向上に努めてきました。いや、文化的、社会的価値観から、美しさを向上させるように強制されてきたというほうが正確でしょう。ロビン・マランツ・ヘニグの記事「The Price of Perfection」には、興味深い歴史上の例がいくつか出てきます。ルネサンスの時期、流行に敏感なヨーロッパの女性たちは、はえぎわの線が頭頂部まで後退するほど髪を抜いて、額を広く見せていました。当時はそれが美しいと考えられていたのです。髪を抜く代わりに、酢とネコの糞を混ぜて作った湿布薬を使って、額を広くすることもありました。生石灰として知られている物質を使う場合もありました。しかし、生石灰は皮膚をダメにする可能性があります。アフリカのマンベトゥ族の人びとは女の子の赤ん坊の頭をキリンの皮膚で包んでいました。頭の形を長い円錐にするためで、それがとても魅力的であると考えられていたのです。第二次世界大戦まで、中国の上流階級の女の子たちは、纏足（てんそく）を行っていました。纏足は苦痛で、歩くのに支障が出ますが、足が小さくなる効果がありました。しばしば、ほんの3インチ（約7・6センチ）かそこらほどの足になり、当時の上流階級の中国の男性たちはそれがとても女性的であると考えていたのです。

この章では、美容が医療と遭遇するときに何が起こるか、読者のみなさんにいろいろと知ってもらうことになります。美容を目的として医療が利用された事例と美容に用いることで医学的に悲惨な結果が生じてしまった事例とを見てみましょう。

「毒薬と老嬢」

人類の歴史が始まってからずっと、女性たちは輝くように美しい肌を手に入れる方法を探しもとめてきました。残念ながら、単なる洗顔とクリームだけでは目的を達成できないように思われました。実際、完璧な肌を追求して、極端で危険な、命にかかわることさえある処置を探しもとめてきた女性たちもいたのです。

「The Price of Perfection」によると、エリザベス朝時代のイギリスでは、女性たちが白鉛の白粉を使って、肌を白くしようとしていました。白鉛は酢と鉛の化合物です。女王エリザベス１世はこの肌をむしばむ白鉛をたっぷりと使っていたので、女王の肌には生涯消えることのない「あばた」ができてしまいました。そのため、女王は自分の居城からすべての鏡を追放してしまったのです。

19世紀の半ばまでに発見された、ほかの危険な美白法には、酢をたっぷり飲むとか、エナメルを顔に塗るといった方法がありました。

当時、とても人気のあった美の薬がヒ素です。実際、ヴィクトリア朝の女性たちは少量のヒ素を摂取し、死人のように真っ白な美しい肌を手に入れようとしました。しかし、女性たちは誰もがヒ素の摂取にあたって、細心の注意を払っていたというわけではありません。ヒ素がしだいに体内に蓄積し、死亡した女性もいたと報告されています。

今ではあきらかになっているように、ヒ素は毒物の世界でも、どちらかというと、危険なほうの毒物に入ります。粉末で口から飲み込まれることもありますし、ガスの状態で吸引されることもあります。

『ブリタニカ百科事典』には、ヒ素中毒の症状が並んでいます。嘔吐、吐き気、深刻な胃のむかつき、のどと口の焼けるような感覚です。慢性的なヒ素中毒の場合、脱毛、下痢、便秘、指の爪のしま模様、また、かさぶたができる、変色する、しみができるなどのような肌の変化が、症状として出ることもあります。

ヒ素は分解されないので、ヒ素中毒の患者の尿、指の爪、髪の毛などから検出されることがあります。

ヒ素はもともと、17世紀に元素として確認され、パリ緑（パリス・グリーン、花緑青（はなろくしょう））という名前の化合物で使用されるようになりました。パリ緑は1770年代にスウェーデンの化学者で、薬剤師でもあったカール・シェーレ（Karl Wilhelm Scheele 1742～86）によって開発されたものです。したがって、パリ緑は「シェーレ緑」とも呼ばれ、布地や壁紙を着色する顔料・塗料として使われました。ヴィクトリア・キングの論文「Arsenic」によると、パリ緑を含む壁紙の住宅で生活している人の気分が悪くなったという報告があるそうです。しかし、パリ緑に危険な作用があるということが人びとに知られるようになったのは、19世紀も後半になってからのことでした。

1821年にナポレオンが死亡したとき、公表された死因として、胃がんがあげられました。

検死の結果、ナポレオンの頭髪に微量のヒ素が含まれていたことがあきらかになったのです。海水はヒ素を含んでいますから、ナポレオンは魚介類を食べることによって、ヒ素を摂取してしまったのかもしれません。もうひとつ考えられるのは、住居からのヒ素です。ナポレオンの住居はパリ緑の壁紙で装飾されていました。

キングが説明しているように、19世紀において、ヒ素はひとが美しさを手に入れるのを助けるために使われただけではなく、金持ちの親族と退屈な夫を抹殺するための一般的な手段でもあったのです。ヒ素は「財産相続のための粉薬」と呼ばれることさえありました。ひとつには、ヒ素はすぐに入手でき、ひとに投与するのも簡単だったということがあげられます。たとえば、ハエ取り紙にもヒ素が含まれていました。ハエ取り紙を水に浸すと、有毒な液ができるので、こっそりと食べ物や飲み物に混ぜればよいのです。

18世紀に、あるフランス人の男がヒ素を使って、金持ちの美しい妻を巧妙に殺害しました。次の妻も、さらに次の妻も……次から次に殺したのです。この男は、妻とのセックスのとき、薄いヤギの皮のコンドームを装着し、コンドームにたっぷりとヒ素を塗っておきました。性行為の最中に、ヒ素が膣に吸収され、その直後に女性が死ぬのです。男は結局、警察に捕まりました。官憲は男が次々と妻を「亡くす」ので、疑うようになったのです。男は絞首刑になりました。

ヒ素への耐性（耐薬性・抗毒性）を高めることは可能です（でも、「どうしてヒ素への耐性を高めなければならないのか」という疑問が出てくるでしょうが）。歴史上、いわば故意にヒ素を摂取する人たちが存在し、ある程度の耐性に到達するまで、彼らは毎日、ヒ素を摂取していたのです。摂政時代とヴィクトリア朝時代のイギリスで、「地獄の業火（ごうか）クラブ」のメンバーたちは、しばしば、ヒ素などの毒を使って、度胸試しをする習慣がありました。

今日でも、ヒ素の被害は続いています。ヒ素は膀胱、肺、腎臓、肝臓、前立腺、鼻孔のがんと結びつけられてきました。科学・医療・環境の政策分野では、飲料水としての許容可能なヒ素の濃度についての議論が沸騰しています。

ベラドンナ

そう、「ベラドンナ」といえば、スティーヴィー・ニックス（訳注23＝アメリカ・アリゾナ州フェニックス出身の女性歌手）の曲です。しかし、ベラドンナは女性たちの美しさを向上させてきた植物でもあります。とはいっても、死なずにすんだ女性の美しさにかぎられますが。

イタリア語でbelladonnaは「美しい女性」を意味します。ルネサンスの時期に、女性たちは瞳を大きく広げるために、また、瞳が広がっている状態を維持するために、ベラドンナのエキスを目に塗っていました。瞳が広がっていると、目に深みと輝きが加わり、それが望ましいことだと考えられていたからです。

ベラドンナはセイヨウハシリドコロという名前でも知られています。ほかにも多くの名前があります。現在、専門家たちは、長期にわたってベラドンナを目にさし続けると、緑内障になる恐れがあり、失明の可能性が出てくると考えています。ベラドンナが内服される場合は、副交感神経系の麻痺が生じ、「心臓を引きずり回すのを止めてくれ！」と叫ぶより先に、幻覚や高熱の症状が現われ、死に至ることになります。

映画「サイコ」を覚えていますか？　「the Movie Mistakes」のウェブ・サイトは、以下のように伝えています。「ジャネット・リーが床に倒れて死んでいる場面で、目が見開いているクローズ・アップが出てきます。瞳孔は開いているべき場面なのに、ピンの先ほどの大きさに収縮しています（それが照明のせいであることは、はっきりしています）。映画が公開されたあとで、ヒッチコック監督は何人かの眼科医から話を聞きました。眼科医たちはこのミスを指摘し、次の機会には、瞳孔の収縮が起きないように、ベラドンナの目薬を死人の目に注すように提案しました」

現代の肌のトリートメント

　あきらかに、以前と比べて、私たちはもっと賢いやり方をするようになっています。ボツリヌス毒素（ボツリヌス中毒の原因です）を例にとってみましょう。

　ボツリヌス毒素は世界でもっとも危険な毒物のひとつです。ボツリヌス中毒は通常、この毒素に汚染された食べ物を摂取することで発症し、神経系統に大きな打撃をもたらし、その結果として麻痺が生じます。呼吸器の筋肉が麻痺すると、窒息死という結果になります。それだけでは足らないとでもいうかのように、ボツリヌス毒素は生物テロで使われる病原体としてニュース番組で取り上げられることもあります。

　以上で話はおしまいとはならないで、現在、ボトックス注射が新しい肌のトリートメントとして人気が出ています。ボトックスはボツリヌス毒素の一種で、もっとも有名な商標名です。支持者たちにいわせると、ボトックス注射は美容師などの専門家が施療するならば、顔の筋肉を部分的に麻痺させて、見苦しいしわを取り除くことができます。ボトックスが効果を発揮するのは、眉間や目尻のしわのように、筋肉に原因があるしわに対してのみです。すなわち、表情筋・顔面筋が伸び縮みをくり返すことでできるしわに対してのみ、ボトックスは効果があるのです。たとえば、日焼けによるしわのように、筋肉以外のところに原因があるしわには、効果がありません。

「カリフォルニア大学バークレー校ウェルネス・レター」によると、1回のボトックス注射に含まれるボツリヌス毒素の量は実際、微量で、それが原因で病気になることはないとのことです。しかし、皮膚の充血、あざ、痛み、むくみ、複視（ものが二重に見える）、まぶたや眉のたるみ、周辺の筋肉の一時的な麻痺などの副作用が出るという報告があります。それらの副作用のせいで、ピエロのように、笑顔が凍りついて固まってしまったような、不自然な表情になることもあります。

読者のみなさんは、ボトックス・パーティのことを聞いたことがあるかもしれません。女性たちが誰かの家に集まって、サングリア（訳注24＝フレーバーワインの一種）をちびちびやり、マライア・キャリーの曲で騒ぎながら、親切にも往診してくれる医師から順番にボトックス注射を打ってもらうのです（ときには、参加者の誰かが医師の代わりを務めることもあります）。ちゃんと免許を持っている皮膚科医などの専門家のところで、ボトックス注射の処置を受けるのがもっとも安全な最善の方策であることは、当然の話です。

ところで、ボトックスには醜いしわを消す以外にも、別の用法があります。ボトックスは多汗症を抱えている人の腋の下に注射されることがありますし、失禁を患っている人にとっても役に立つようです。ボトックス注射で膀胱の筋肉の過剰な活動を抑えるのです。そして今、ボトックスが痔疾（痔）と偏頭痛の治療法にもならないかどうか、研究が進んでいます。

ボトックス以外にも、現在、人気のある肌のトリートメントが数多くあります。そのひとつケミカル・ピーリングは、酸性薬品の一種を皮膚に塗るという方法です。そうすることで、あとから角質が剥がれてくるというものです。もっとも強力なケミカル・ピーリングの薬品は、おそらく、フェノール（石炭酸）を含むもので、深刻なしわや日焼けなど、根の深い問題への対処法として使用されています。薬品を使うときは、局部的な神経遮断のために「作業領域」に麻酔をかけます。処置を行っている間は最初から最後までずっと、患者の心臓をモニターで監視しなければなりません。化学薬品が心臓に打撃を与える可能性があるのです（肝臓と腎臓にも危険が及ぶことがあります）。ケミカル・ピーリングの副作用としては、皮膚の充血、過敏症、瘢痕、アレルギー反応、病原体への感染、色素の沈着などが考えられます。

レーザーによる皮膚の再生は、赤ちゃんのお尻のようになめらかな皮膚を取り戻すための「スター・ウォーズ（訳注25＝ジョージ・ルーカス監督のSF映画）」ふうの方法です。このテクニックは家庭では使えませんが、数多くの皮膚の問題を狙い撃ちできます。たとえば、妊娠線・肥満線、ほくろ・あざ、年齢によるしみ、細かいしわ、毛細血管が透けて見える皮膚などの問題です。皮膚のトラブルがどのようなものであるかによって、それに対処するレーザーのタイプもさまざまです。考えられる副作用と後遺症としては、6カ月間もの皮膚の充血、過敏、皮膚の剥落、肌の色合いの変化、瘢痕、病原体への感染、かさぶた（痂皮）などがあります。

美しい肌を手にするためのもうひとつの方法は、「アート・メーク」です。毎朝、毎朝、あのメイベリンの化粧品を使わなければならないことにうんざりしている女性たちは、タトゥー（刺青）でメーキャップを永続させればよいという話です。もっとも人気があるのは、くちびるのタトゥー、まゆ墨、アイラインのタトゥーです。

タトゥーは美容師や形成外科医のところで施してもらうのがよく、街角で、バドワイザーのビールを片手に、立て続けにタバコをふかし、ハーレーダヴィドソンを乗り回している若者に任せるのは感心しません。タトゥーには、一時的にむくみやかさぶたができるということに加えて、もっと深刻なリスクもいくつかあります。タトゥーの染料にアレルギー反応を示す人もいます（ちなみに、この時に使用する染料は食品医薬品局〈ＦＤＡ〉の規制の対象外です）。また、肝炎などの感染症の可能性もあります。

完璧な身体

ジェニイ・クレイグやウェイト・ウォッチャーズのようなダイエット・センター（訳注26＝アメリカでは肥満が社会問題となっていることから、ダイエットを目的としたサービスを提供する施設がある）、パワー・ヨーガ、ピラティスが出てくる以前にも、ありとあらゆる種類の減量方法がありました。それは、私たちの興味関心を引くものばかりです。

「The Price of Perfection」によると、17世紀のイングランドでは、太りすぎの女性は瀉血（ヒルを用いる）して、余分な脂肪を取り除くように勧められました。１９３０年代には、同じ効果を得るため、女性たちはサナダムシを飲み込んだそうです。

今日、女性たちには、ふさわしいプロポーションを手にするための選択肢がたくさん用意されています。しかし残念なことに、なかには、ヒルやサナダムシを使うのと同じく、荒っぽい方法もあります。たとえば、脂肪吸引を例に取ってみましょう。脂肪吸引とは、電気掃除機のような吸引管で、文字通り、脂肪を吸い出してもらう方法です。

脂肪吸引は太もも、お腹、お尻などの身体のさまざまな部位から脂肪の蓄積を取り除きます。あまり一般的ではありませんが、顔、首、胸、足首、乳房などからの脂肪吸引もあります。皮膚をわずかに切開し、そこから細い金属の筒を身体の中に差し込みます。外科医は金属の管を前後に動かして、脂肪を吸引します。

脂肪吸引の処置のあと、患者はむくみを抑えるために、ガードルのような衣服を着用します。回復には数週間かかる場合もあり、痩せたかどうかという効果が数カ月もの間、はっきりとしないこともあります。ときには、1年もその効果がわからない場合もあるのです。考えられるリスクはたくさんあります。むくみ、過敏症、あざ、出血、感染症、くぼみ、へこみ、身体の線のでこぼこ、肌の色合いの変化、血液凝固などです。

ほかの外科的な美容法の場合と同様に、女性とほとんど変わらない数の多くの男性も、脂肪吸引を希望しています。男性たちは若くてたくましい容貌が何も女性たちのためだけのものではないということを悟って、記録的なお金を整形手術や脱毛に費やしています。いや、整形手術や脱毛以上のことにさえ、男性たちは出費しているのです。男性たちが脂肪吸引を希望する箇所を3つあげると、胴まわり、お腹、首になります。脂肪吸引を使って、男性の乳房肥大に対処しようとする外科医もいます。

もうひとつ、現代における減量の手っ取り早い方法として、腹部整形手術と呼ばれる処置があります。一般的に「タミー・タック」として知られるこの方法には、いくつかの段階があります。まず初めに、お腹の脂肪を吸引します。次に、腹部の筋肉を引き締めて、お腹を引き締まった状態に修復します。そうして最後に、お腹から余分な皮膚を取り除くのです。

腹部整形手術には3タイプあります。ミニ・タイプと修正タイプと完全タイプです（スターバックスのコーヒー・カップのサイズのようなものです）。ミニ・タイプの腹部整形手術はへその下あたりに脂肪が集中している人向きの手術で、陰毛の生え際をわずかに切開することになります。修正タイプの手術の場合、へその下にもっと大きな切り傷ができることになります。

完全タイプはへその上下ともに脂肪がある人向きの手術で、大きなニコニコバッジのような手術痕の切り傷が残ることになります。

妊娠でお腹がたるんだ女性は、しばしば、腹部整形手術を受けます。しかしながら、将来、再度の妊娠を考えている女性は、普通、腹部整形手術を急がないようにと勧められます。なぜならば、お腹の筋肉を引き締めているところに、妊娠で力が加わると、筋肉がバラバラになってしまう可能性があるからです。

女性が砂時計のように細腰のくびれたプロポーションを手に入れるために、あばら骨を取り除いてもらうという処置に関しては、さまざまなうわさ話があります。私はこれが単なるうわさ話で終わってくれればいいと思っています。なぜならば、信頼できる医師たちがぞっとするような危険なものだとして、この処置を否定しているからです。

しかし、女性たちはほんのわずかでも減量し、ほんのわずかでも身体を細く見せようとして、極端な処置にとびつきます。ですが不幸なことに、悲惨な結果になる場合もあるのです。

2002年、デトロイト市会議員のブレンダ・スコットがポート・ヒューロン病院で減量のための外科手術を受けたのちに、死亡しました。スコットの受けた手術は新式で、胃の周囲をきつく結んで、食べ物の摂取を制限するというものでした。乗用車のシートベルトのように、きつくしたり、ゆるくしたりする調整が可能な巻きつけ式バンドによる胃の結紮（けっさつ）です。スコットは体重が300ポンド（約136キロ）以上で、手術から3日後に、感染症で死亡しました。感染症の原因は手術で胃にできた穴でしたが、検死官はスコットの死亡が偶然の事故によるものであると裁定しました。

食品医薬品局（FDA）がこの手術を認可したのは、2001年の6月でした。当時、アメリカ合衆国以外の国々で（大半はヨーロッパの国々です）、すでに9万人以上の人びとにこの手術が施されていたからです。

乳房、乳房、乳房

歴史を通して見ても、また、世界中を見回してみても、どのような乳房が魅力的な乳房であるのかということに関する基準は、実にさまざまです。「The Price of Perfection」によると、古代ギリシャでは女性の胸はきつく締めつけられ、人目につかないように隠されていました。ユーラシア大陸のチェルケス人の場合、若い女性たちは思春期の始まるころから結婚するまで、胸が大きくならないように、革の衣服をしっかりと巻きつけるような装いで生活しました。婚礼の夜、夫が狩猟用ナイフで女性の革の衣服を切り裂くのです。また、1920年代のアメリカでは、小さな胸が流行していました。流行に駆り立てられ、文字通り、胸を胸郭に押し込み、ゴムひもで縛りつけるような女性もいました。

小さな胸の流行とは対極に位置する多くの社会では、大きな乳房――とてもとても大きな乳房――に魅力があるとされています。ゆえに、必ずしも豊かな胸に恵まれなかった女性たちにとって、胸をふくよかにすることが義務になってしまったのです。

1903年、チャールズ・ミラーという名前のシカゴの外科医が美容外科の診療所を開きました。ミラー医師は胸をふくよかにする、さまざまな外科的な技術を試し、女性の胸を切開しては、セルロイドの小片、編み上げた絹糸、綿繭、植物象牙のようなとっぴなものを挿入したといわれています。

それ以後、20～30年のうちに、胸をふくよかにする外科手術はさらに洗練されました。現代的な豊胸手術を受けた最初の女性のひとりがキャロル・ドーダでした。彼女はそれまでは、果樹園の収穫を手伝ったり、会社の文書整理係をしたりしていましたが、サンフランシスコでトップレス・バーのホステスになりました。マーシャ・ガーランド著のウェブ・サイトの記事「Carol Doda and the「Topless Era」」によると、1964年にドーダは20週にわたって、液体シリコンの注入を受け、費用は当時で2000ドルにもなりました。今では44DD（Fカップほど）のとてつもなく大きな胸になったドーダは、乳房にロイズの150万ドルの保険をかけました。1974年、ハーバード大学は彼女を「今年の実業家」に指名しました。1980

年代になると、トップレスの時代も終わりましたが、ドーダは次にランジェリーの会社を立ち上げ、「男性諸氏はちょっと信じられないようなエッチな会話を楽しめる」との触れ込みで「テレ・ドーダ」というテレフォン・クラブを設立しました。

1992年に、食品医薬品局（FDA）は豊胸手術におけるシリコン注入を制限しました。シリコン注入が制限されたのは、注入されたシリコンが破裂したり、漏れたりして、多くの女性が深刻な健康上の問題を経験していたからです。

今日、使われているもうひとつの注入物が塩水です。塩水注入のリスクとしては、注入物の破裂と収縮、感染症、瘢痕、神経への打撃、注入物の周辺組織の硬変などがあります。ほかにも、恋人が硬い「チタンのおっぱい」（金属のような感じがすることを言っています）に不満を言ったり、見知らぬ人が腹いせに「本物か?」とささやいたりするかもしれないというリスクもあるでしょう。

豊胸手術の問題としては、ほかに、費用の問題があります。費用はかなり高くつきます。もちろん、目が利く男性に費用を支払ってもらった女性に関する話もあります。「the Jester's Courtroom」のウェブ・サイトに投稿されている「Florida Times-Union」の記事によると、フロリダ州ジャクソンヴィル・ランディングのレストラン・チェーン店フーターズで働くあるウェイトレスが、胸を大きくしたいと考えていました。しかし、費用がどうにもできません。

そんな彼女にある日、幸運が訪れました。なんと、常連客のひとり——ソムチャート・ニック・ファングチャロエンという名の、陸軍工兵部隊を退役した工兵——がその手術費用を出そうと申し出てくれたのです。「彼女は私に給仕してくれて、感じがよかった」というのがファングチャロエンがお金を出した理由でした。

のちに、ファングチャロエンは元ウェイトレス——今ではジャクソンヴィルの保安官のところで事務員をやっている——に３９４０ドルを請求して、少額訴訟法廷に訴訟を起こしました。ファングチャロエンの主張では、この金額は元ウェイトレスの手術費用をクレジット・カードで支払ったためにできた借金だというのです。

元ウェイトレスのほうは反論して、借金の話はまったく聞いていなかったし、手術後、何カ月間か、フーターズで働いていたときも（そして、ファングチャロエンが客として彼女のところに通ってきていたときも）、支払いを求めるという話はまったくなかったと主張しました。

第9章

将来の医療──みなさんを待っているもの

未来のうねりがやって来ています。それを阻止することはできません。

アン・モロウ・リンドバーグ

『私たちは彼を再生することができる。私たちにはその技術がある』

「The Six Million Dollar Man」はスリル満点で、妙に感傷的なところもある1970年代のテレビ番組で、私は毎週金曜日の夜、夢中になって見ていました。この番組から引用したこの記憶に残る一節も、当時は、脚本家と熱狂的なSF愛好家のばかげた考えを表明したものにすぎませんでした。

しかし、今や事情は変わりました。今日、医療とバイオテクノロジー（生物工学）の新たな進展は、かつてエンターテイメントの世界だからこそ、狂気じみた変わり者の若者たちが夢想し得たことを、はるかに超えるものとなっています。

実際、現代の医療により、治療不可能だった病気が治療可能になりつつありますし、女性たちの中には50代や60代で出産する人も出てきました。科学者たちは平均余命が倍になると予測していますし、以前は彼らの頭の中にあるだけだった生物工学で作られる人体組織、人体冷凍術、ヒト・クローンの作成が現実のものになりつつあります。

最終章では、読者のみなさんに医療における最新かつ最大の進展をいくつか見てもらいます。またあわせて、まさにこれから起ころうとしていることのいくつかも見てもらいたいと思います。

感情的人工生物のプロジェクト

お年寄りなど、援助を必要としている人びとの精神的・身体的な健康を向上させる方法として、ひとつ考えられているのが、ペット代わりのロボット、すなわち、感情的人工生物の製作です。現在、進行中である人工知能プロジェクトの一端として、日本の科学者たちはあれこれとしゃべれるロボットを開発しました。このロボットは人間と交流し、感情を持ち、新しい行動を学び、また、それ以上のことだってできるように設計されました。

感情的人工生物のひとつが、アザラシ型ロボットの「パロ」です。「パロ」を製作したのは、生物ロボット学と人工知能を専攻する研究者、柴田崇徳(しばたたかのり)博士です。柴田博士はマサチューセッツ工科大学や、筑波の知能システム研究部門の人間共存システム研究グループなど、さまざまな日本の研究機関とも提携して、研究を進めています。

「パロ」はとくに、癒しの効果を持つロボットとして設計されました。「Generation 5」と呼ばれる人工知能のウェブ・サイトには、以下のような記載があります。『「パロ」は触れられると、反応します。熱を発し、抗菌性の毛皮も持っています！』

幹細胞バンク

多くの専門家が言っているように、幹細胞の研究こそ、まさに未来の医療のうねりであって、傷ついた細胞を再生する見込みがあるだけではなく、移植用臓器を育成できる見込みもあるのです。そのうち私たちは、まったくの新しい肝臓とか、腎臓とか、心臓について語ることになるでしょう。そして、それらすべてが、みなさんの身体のどこかにか存在するちっぽけな細胞からつくられるのです。科学者たちはいつの日か、幹細胞によって、心臓病や糖尿病、パーキンソン病などの治療法が提供できるようになると考えています。

幹細胞治療の研究は、「再生医療」ないしは、「修復医療」の分野に属しています。幹細胞がほかの細胞と異なるのは、第一に、幹細胞は何度も自己複製をくり返すことで、長期間にわたっての自己再生が可能になるところです。また第二に、幹細胞自体は特殊化・分化されていないということがあげられます。さらに、第三の相違点として、幹細胞はある条件のもとでは、さまざまな特殊化・分化された細胞になり得るということです。すなわち、幹細胞は心臓の拍動を助ける心臓細胞に変わることもあるし、インシュリンを分泌する膵臓細胞に変わることもあるのです。幹細胞は本質的に白紙状態の細胞で、何百万もの心臓細胞であったり、膵臓細胞であったり、ほかにも必要とされる種類の細胞に変化し得るのです。

科学者たちが研究している動物とヒトの幹細胞には2種類あります。胚性幹細胞（ES細胞）と成体幹細胞です。そして、それに関して、論争があるのです。批判者たちは、胚が体外受精によるものであれ、妊娠中絶によるものであれ、クローニングによるものであれ（クローン胚の作成は、多くの研究者たちが挑戦してきましたが、まだ成功していません）、胚細胞を学問の目的に利用することで生じる深刻な生命倫理上の問題に注目しています。こうした生命倫理上の問題がどのように処理されるかということは、これからの話になるので、まだ誰も分かりません。当面、カリフォルニア州パルアルトのスタンフォード大学などが論争のあるなしにかかわらず、成体幹細胞の研究に取り組んでいくことになるでしょう（訳注27＝現在では、ES細胞の研究からiPS細胞の研究へと進展している）。

歯の栽培

農夫が畑に種をまき、その種が大きく、健康でがっしりとした「歯」に育っていくのを見守っていると想像してみてください。

歯の栽培は厳密にいうと、今、読者のみなさんに想像してもらっているものとは異なりますが、似通っている部分もあるのです。J・アレックス・タークィニイオの論文「The Ageless Body」によると、歯の栽培は実験的な技術で、成人の歯の幹細胞を使って、生物学的に歯を育て、利用するというものです。技術が成功すると仮定しての話ですが、ペトリ皿で育てられた歯がいつの日か義歯（入れ歯）や人工歯根のインプラントに取って代わるかもしれません。

ほかにも歯に関する実験的な科学技術があります。たとえば、虫歯にならない「高性能の歯の詰め物」やタバコの葉に由来する虫歯にならないワクチンなどです。

サンショウウオのように再生せよ

さて、今度は、幹細胞に関する科学技術よりももっといいアイデアがあると思っている専門家の話を聞いてみましょう。サンショウウオを考えてみてください。サンショウウオには、脚と尾、眼と心臓の一部を自然に、いかなる種類の幹細胞の技術や医師の助けも借りることなく、まったくの独力で再生する不思議な力があります。

科学者たちは、人間もいつの日か同じことができるようになるかもしれないと考えています。「ニューヨーク・タイムズ」に興味を引かれる記事が出ていました。アンドリュー・ポラックのその記事によると、専門家の中には、傷ついた臓器を回復させるには、幹細胞治療の技術より四肢の自然な再生のほうが、よい方法かもしれないと示唆する者もいるというのです。

科学者たちは今のところ、サンショウウオのような生物がどのように身体の一部を再生しているのか、その細かい点を学ぼうとしている段階です。ポラックはアカイモリを例にとって、再生の大まかな行程を次のように解説しています。「アカイモリは肢体が欠けると、傷口付近の細胞は特殊化・分化されている特性を失い、いわば＜脱特殊化・脱分化された＞幹細胞になります。傷口を防御する細胞の集合体を形成し、増殖したあとで、細胞は再特殊化・再分化して、肢体を再形成するのに必要とされる組織を形作ります。そして、ひと月半後に再生が完成します」。脱特殊化・脱分化とは、「動物が必要なときに、自分自身の幹細胞を作り出すプロセス」であるとポラックは説明しています。

「幹細胞治療派」のほうが「自然再生派」よりはるかに先を行っていることは認めるとしても、再生を支持する科学者たちは、サンショウウオの場合に機能しているものを私たちヒトの場合にも機能させる方法を解明できるようになるのは、時間の問題にすぎないと考えています。四肢の自然な再生という方法が幹細胞治療よりすぐれている点のひとつは、幹細胞治療は幹細胞を実験室で培養し、身体に移植しなければならないので、拒絶反応のリスクがあるのに対し、自然再生は体内でまさに自然的に生じるため、そのリスクがないというところです。

自然再生は将来、薬品や遺伝子の助けを借りて行われるかもしれないとポラックは言っています。近年、実際に新たな「自然再生」の会社が、ベンチャー企業への投資会社から何百万ドルもの支援を受けて、設立されました。その会社とは「ハイドラ・バイオサイエンス社」で、もっぱら人間における自然再生の再現を目指しています。ハイドラ・バイオサイエンス社の社名は、ヒドラという生物に由来します。ヒドラは池や沼に生息し、半分に分割されると、二対の完全体になる生物です。さらに、そのヒドラという生物の名前は、ギリシャ神話のヒュドラから来ています。ヒュドラはいくつもの頭を持つ神話上の生き物で、ある勇士が頭をひとつ跳ねとばすと、そのあとから新しい頭がいくつか生えてきたといわれています。

赤ちゃんをつくるＡＲＴ（生殖補助医療技術・介助生殖技術）

現代の医療のおかげで、母親になることができる女性の年齢はどんどん上がってきています。

「おむつと入れ歯の世代」と呼べるような女性までもが、母親になることができるのです。

2001年、フランスのフレジュで、62歳のジャニーン・サロモンが体外受精で妊娠し、健康な赤ちゃんを出産しました。IVF（体外受精・試験管内授精）の場合、実験室で精子と卵子を結び付けるので、赤ちゃんは父親と母親の両方、ないしは、どちらか一方と遺伝的な関係を持つことになります。そして、受精された卵子は女性の子宮に移植されます。

サロモンの場合は、ドナーからの卵子と兄の精子とを使用しました。したがって、彼女の息子は、彼女にとって甥でもあるということです。医師はサロモンが兄の精子を使うことになるとは思ってもみませんでした。イギリスのニュース・ウェブ・サイト「Ananova.com」によると、兄と妹が徒党を組んで、この悪賢いたくらみに乗り出したのは、2人の母親の財産を相続する資格を得るためでした。というのも、兄と妹が子どものないままならば、財産はほかの兄弟姉妹に譲られることになっていたからです。

しかし、この財産目当ての母親がもっとも高齢で出産した母親であるというわけではありません。2003年4月9日の「the India Express news bureau」の報告によると、インド、オリッサに住む、65歳のサティヤブハナ・マハパトラは前日の4月8日に男の子を出産しました。夫は元教師で、すでに退職しており、それまで子どもがいませんでした。帝王切開で生まれたその赤ちゃんは、マハパトラの姪から胚の提供を受けたものでした。

世界初の「試験管ベイビー」、ルイーズ・ブラウンがＩＶＦ（体外受精・試験管内授精）による妊娠で生まれてから、ＡＲＴ（生殖補助医療技術・介助生殖技術）には多くの進展がありました。ＡＲＴにはＩＶＦ以外にも、ほかの技術もあります。多くは「スター・トレック（訳注28＝アメリカのＳＦテレビドラマシリーズ）」流のものです。新世代ＡＲＴを表わす用語としては、ＧＩＦＴ（配偶子卵管内移植法）、ＺＩＦＴ（接合子卵管内移植法、分割前期胚卵管内移植法）、ＰＲＯＳＴ（前核期胚卵管内移植法）があります。精子の働きが完全ではない男性のためには、顕微授精と呼ばれるＡＲＴがあります。顕微授精は胚の作成のために、１個の卵子に１個の精子のみ（たくさんの精子ではなく）注入する方法です。

多くの人びとはＡＲＴというと、双子や三つ子を連想します。統計を見ると、ＡＲＴによる出生の３分の２では、一度の出産で生まれてくる赤ちゃんはひとりです。残り３分の１のケースでは、一度の出産で複数の赤ちゃんが生れてきます。双子の場合もあるし、三つ子の場合もあります。もちろん、四つ子以上の場合もあります。

性別選択

科学技術がそれを統御する社会の方針や政府の政策よりも急速に発展するということは、よく見受けられることです。性別選択はそのもうひとつの例になります。

ＡＲＴ処置の扱いが難しい側面を持つのは、赤ん坊の性別を選べるということです。母体への胚移植の前に男の子か、女の子か、検査して、その検査であきらかになった性別をもとに、胚を選別することができるのです。

２００1年10月、アメリカ生殖医療学会（ＡＳＲＭ）は、「性別以外に何の理由もなく、胚を選別することに関して、倫理的な懸念が持ち上がっている。したがって、胚の性別を試験できる技術の使用は制限されるべきである」という声明書を出しました。生殖目的で胚を製作しておきながら、性別に基づいて、ある胚を選択し、ほかの胚を捨てるということが何を意味するか、専門家も素人も同じように、その含意を心配しているのです。

自分の子どもが確実に男の子になるようにするため、あるいは逆に、確実に女の子になるようにするため、親はどこまで許されるべきなのでしょうか？　まったくもって、Ａ・ハックスリーの『すばらしい新世界』の世界です。しかし、これはもはや、フィクションではなく、現実なのです。

遺伝子チップ

先に言っておきますが、これは新しいタイプのスナック菓子ではありません。遺伝子チップは腫瘍、とくに、急速に進行する悪性の腫瘍の治療に使うことのできるチップです。

現在、がん患者で試験が行われている遺伝子チップは、薄いガラスの小片で、そこにはヒト・ゲノムの多くの遺伝子のＤＮＡ配列が含まれています。治療に際しては、まず、腫瘍からＲＮＡ分子を採取し、蛍光色素で染色します。次に、ＲＮＡ分子をＤＮＡチップに塗布します。ＲＮＡは適合するＤＮＡを見つけると、明るい蛍光を発するので、医師は腫瘍の遺伝子のうち、どの遺伝子が活発に活動しているかを見分けることができるのです。

「（チタンの）心臓さえあればなあ」

『オズの魔法使い』で、ブリキ男はドロシーと一緒にオズに行き、魔法使いに心臓を与えてくれるように頼むことができました。ブリキ男は萌芽的な段階の新しい技術を理解していたのでしょう。すなわち、チタンとプラスティックでできている人工心臓の話です。

チタンとプラスティックでできている「アビオコア（訳注29＝2006年に食品医薬品局により

販売を許可された。しかし、使用条件の問題から倫理的に一時販売を中止している。現在は〈エヴァハート=補助人工心臓〉に期待が寄せられている）」という人工心臓は、マサチューセッツ州、ダンヴァーズのアビオメド社によって製造されています。「ジャーヴィック7」のようなそれ以前の人工心臓とは異なり、「アビオコア」は必要物がすべて完備している組み込み式の人工心臓ですから、ワイヤーやチューブなどが患者の身体の外に出ていて、大きなコンプレッサーにつながっているということはありません。「アビオコア」は衣服で隠れるような比較的、軽量のバッテリーで運転されます。

アビオコア人工心臓の最初のレシピエントは、ケンタッキー州フランクリンのロバート・トゥールズで、２００１年、移植手術から１５１日後に死亡しました。トゥールズの場合も、ほかのレシピエントの場合も、アビオメド社の臨床試験で、人工心臓を装着していました。２００３年の時点で、10人のアメリカ人患者が臨床試験に参加していました。今までのところ、もっとも長生きしたレシピエント、トム・クリスターソンが死亡したのは２００３年の2月で、人工心臓を装着して、17カ月間、生き延びたということになります。

人工心臓の技術は、現在、研究と試験の段階です。この技術にゴーサインが出るならば、不足しがちな臓器提供者からの心臓に取って代わるものとして、チタンとプラスティックの心臓が歓迎されることになるでしょう。

人工血液

人工血液は映画や芝居で便利だと使われてきましたし、ハロウィーンの仮装など、子どもが親を驚かすのに使われることもあります。しかし、今では、人工血液が本物の血液の代用品として使われているのです。

血液の代用品はまさに未来の医療のうねりであって、入院患者や事故の犠牲者、傷病兵などに即座に、しかも存分に、血液に代わるものを供給できるようになる見込みがあります。現在、食品医薬品局（FDA）の認可を待っている血液代用品のひとつがヘモピュア（訳注30＝その後、ヘモグロビンが原料である人工血液「ポリヘム」の臨床試験も進められている）です。ヘモピュアはマサチューセッツ州ケンブリッジのバイオピュア社によって製造されています。

ヘモピュアは乳牛の血液を特別な仕方で純化し、加工処理したものを原料として重合させたヘモグロビン溶液であり、それを使うことによって、赤血球の輸血を遅らせたり、輸血の量を減らしたりすることができます。バイオピュア社のウェブ・サイトには次のように書かれています。「ヘモピュアは酸素の取り入れに関して治療効果があり、薬ともなります。緩衝塩類溶液（総合＜複合＞塩類溶液）で表わされる、化学的に安定させたウシのヘモグロビンからできています。この安定させたヘモグロビンは人体に注入されると、直接、血漿（けっしょう）（血液の液体部分）

中を循環し、身体組織への酸素の拡散を増強します。へモピュアはどの血液型とも適合しますし、3年間、冷蔵しなくとも、また、特殊な取り扱いをしなくとも、貯蔵しておくことができます。当社専売の特許技術で純化してあるので、バクテリア、ウイルス、伝染性海綿状脳障害（TSE）の病原体などの汚染物が取り除かれることが認められています」

へモピュアのような血液代用品は、本物の血液と比べて、いくつかの利点があると考えられます。ひとつには、本物の血液の品質保持期間がほんの数週間にすぎないのに、バイオピュア社の主張では、へモピュアは3年間、品質が保持され得るということがあります。また、バイオピュア社はへモピュアがどの血液型にも適合するとも主張しています。Rhマイナス0型の血液のように、まれな種類の血液の供給が不足しているときに、それを奪い合う必要がなくなるのです。

以上のような血液代用品の利点は、安全な血液の供給が不足している国々にとって大いに期待の持てる話ですし、また、どんな国でも、いつ安全な血液の供給が不足しないともかぎりません。へモピュアはすでに南アフリカで使用が認可されており、実際、現地の病院で使用されています。また、へモピュアはアメリカ合衆国とヨーロッパで臨床試験が進められています。

クローニング

言うまでもないことですが、この章は（そして、この本全体も）どこまでもどこまでも続き得るものです。私がこう書いている今この時ですら、ラエリアン・ムーヴメントの人びとがクローン・ベイビーをつくり出したと主張しています。ラエリアン・ムーヴメントとはクロード・ヴォリロン、別名ラエルによって創設されたケベック州に基盤のあるグループで、ヴォリロンはフランスの火山で宇宙人に遭遇し、地球でのさまざまなミッションを託されたそうです。ラエリアンズはまだクローン・ベイビーの証拠を示していません。したがって、本当のところはわかりません。しかし、クローン・ベイビーを作成するのがラエリアンズかどうかということとは関係なく、ヒト・クローンの作成が成功するのは時間の問題にすぎないと考える専門家もいます。

そしてこの21世紀に、クローニング以外にも、どんな新しい医療技術が私たちを驚かせてくれるのか、私は息を詰めて待ちかまえているのです。

訳者あとがき

本書はNancy Butcher, "*The Strange Case of the Walking Corpse*"（Avery/Penguin, 2004）の日本語訳です。「はじめに」で、著者ナンシー・ブッチャーは日本人の祖父が医師だったということに触れ、医療の世界への強い関心を告白しています。医師になることをあきらめた（その理由は本文中でユーモラスに説明されています）著者にとって、この本は幼いときからの自分自身の関心に応える会心の一作と言えるかもしれません。

とは言っても、本書はたんに著者個人の好奇心を満足させるだけのものではありません。著者と同じく、医療の世界に関心があるものの、「難しそうだ」と敬遠している読者にとっては、ほかでは得がたい水先案内になってくれます。たしかに、医療の世界は奥深く、それを究めるには専門的な研究が必要です。しかし、著者はできるかぎり敷居を低くして、読者に医療の世界のさまざまな側面を垣間見せてくれます。これは専門的な研究書ではありませんが、医療の世界の深遠さを門外漢の読者にも感じ取らせる内容を持っているのです。

著者ナンシー・ブッチャーはシカゴ大学で、英文学を専攻しました。本書の各章の冒頭に欧米の古典的な文学作品からの引用が掲げられているのには、著者のそんな経歴が反映されているのでしょう。本書以外にも、彼女の著作には次のようなものがあります。
・"*How to Make Your Man Look Good* (Without Making Him Feel Bad)" (Perigee/Penguin, 2001)(『彼氏をイケメンにする方法』)
・"*101 Ways to Stop Eating After Dinner*" (Berkley/Penguin, 2001)(『夕食後も食べるのをやめられない人のための101の対処法』)
・"*101 Ways Fall Asleep*" (Berkley/Penguin, 2001)(『ぐっすりと眠るための101の方法』)

ところで、ナンシー・ブッチャーは近年、10代後半の読者を想定するYA小説を精力的に執筆しており、その多くがベスト・セラーになっています。この本がたんに読者に情報を提供するだけのものではなく、楽しい読み物にもなっているのは、フィクションとノン・フィクションの両方にまたがって発揮されている著者の文才に由来するといえるでしょう。

旭川医科大学の藤尾均先生が仲介の労をとってくださったおかげで、私(田村)は本書を翻訳する機会に恵まれました。太陽出版編集部の西田和代さんには、専門的な事項の調査から訳注の作成、訳文の改善まで大いに助けていただきました。

二〇一一年四月

田村　圭一

だれも知らない不思議な病気

— 世界59の症例が示す医療の謎 —

著者:ナンシー・ブッチャー(Nancy Butcher)
1961年、東京で生まれる。シカゴ大学卒業。著書に『How to Make Your Man Look Good』(Perigee/Penguin)など。近年、YA小説を精力的に執筆し、多くの読者に迎えられている。

訳者:田村圭一(たむら・けいいち)
北海道大学大学院文学研究科博士課程単位修得退学。主な共著に『現代倫理学』(ナカニシヤ出版)がある。

2011年6月20日　第1刷

[著者]
ナンシー・ブッチャー

[訳者]
田村圭一

[発行者]
籠宮良治

[発行所]
太陽出版

東京都文京区本郷4-1-14　〒113-0033
TEL 03(3814)0471　FAX 03(3814)2366
http://www.taiyoshuppan.net/
E-mail info@taiyoshuppan.net

イラスト=中島直美
装幀=今野美佐(21世紀BOX)
[印刷]壮光舎印刷 [製本]井上製本
ISBN978-4-88469-705-1